JN095224

シリーズ【看護の知】

スタッフを「活かし・育てる」訪問看護管理者の関わり

中村順子

日本看護協会出版会

はじめに

　筆者が大学院に入学したのは47歳の時である。それまで主に在宅領域における看護実践活動を続けていた。学生・新人看護師時代は"病院の世紀"の真っただ中で、筆者も「治療過程を支え、医療職としての専門性を発揮する」看護にあこがれを持ちながら勉学に励み、また総合病院の内科病棟で勤務していたことを思い出す。保健師の資格も持ち、勤務していた病院には公衆衛生看護部門があったにもかかわらず、少なくともその頃の自分には「患者の退院後の生活はどうなるのだろうか?」という疑問はほとんど浮かばず、ひたすら入院中の患者によいケアを提供することばかり考えていた。

　数年後、初めて訪問看護で在宅療養者に接した時のことは忘れられない。患者の置かれた環境、ケアの状況、家族との関係……何もかもが「?」の状況であった。しかし、そこから筆者の「問いを立てる看護実践」が始まったともいえる。患者のニーズとは何か、家族をどう実践に位置づけるべきか、在宅看護はどうあるべきか、看護とは何か……。

　このようにして、訪問看護をはじめとする在宅看護の実践は筆者に多くの実践知を蓄えさせてくれた。しかし、「この実践は理論的に見たらどうなのだろうか?」という次の問いが大学院進学へと導いた。

　大学院では多くの学びを得たが、とりわけ「実践知は必ずしも形式知にはなっていない」こと、すなわち「個人の実践で得られた経験知が形となって言語化されて、一般にも伝わるようになっていない」という驚きと「実践知を形式知にできる研究手法がある」ことを知った喜びは大きかった。そこから遅まきながら研究者生活が始まったのである。その根底にあったのは「看護実践は理論の先を行っている」という確信であった。

　筆者が訪問看護の実践の中で得た「看護のおもしろさ」は、当時「必ずしも訪問看護ステーションの現場では共有されていない」と感じたことが多かった。また小規模な訪問看護ステーションが多い中で管理者の役割が大きい分、良くも悪くも管理者次第というような状況もあった。「訪問看護の発展は管理者がキーパーソンだ。管理者の研究をしよう。大変な中でスタッフを活かし、経営的にもうまくいっている訪問看護ステーションはある。ロール

モデルとなるような管理者の実践知を形式知にしよう」と考え、研究のテーマにしたのが「熟練の訪問看護ステーション管理者の関わり」であった。

修士論文では、「病棟経験が長くても初めて訪問看護を始める看護師（「新人訪問看護師」と呼んだ）に、安心して訪問を任せられるようになるまで熟練管理者はどのような関わりをしているか」を明らかにした。インタビューの中で管理者は誰もがよく語った。その内容は感動的とも言え、訪問看護や訪問看護師であることの情熱をあますところなく示してくれた。筆者自身、訪問看護の現場に身を置いてきたので、「看護師ってなんてすごいのだろう、看護ってなんて奥深いのだろう」と感動の涙が流れた。

さて、修士論文を仕上げていく中で、次に湧き上がってきたのは「熟練管理者たちは、具体的にはどう関わっているのだろうか？」という問いであった。質的研究の分析方法を身につけた時、筆者は同時に冷徹な研究者の視点も身につけていたらしい。そこで、博士後期課程では迷うことなく、インタビューに加えて「参加観察」をデータの収集方法とした。何としても熟練管理者の実践を、実際に見てみたかったのである。

訪問看護を追求し、その価値を信じている管理者たちがたどり着く先は、そんなに大きく変わるものではないことは、データ収集のために多くの管理者に出会い、話を聞く中で感じたことである。だが、これを形にして示すことの重要性と研究者の役割を「参加観察」であらためて実感させられた。

本書の内容は博士論文として既に発表しているが、筆者が願うのは、この形式知を多くの実践者に知ってほしいということである。管理者には「自分のやっていることは間違いではない」「このようにすればよいのか」という確認や気づきを得てほしい。これから訪問看護を始める看護師には「訪問看護は何を大切にするのか」「管理者が何を期待しているのか」を知ってほしい。博士論文をこのような形で出版できるのはこの上ない喜びである。

2022年3月　**中村 順子**

執筆者紹介

中村順子（なかむら・よりこ）

秋田大学大学院医学系研究科保健学専攻 教授

2008年：聖路加看護大学（当時）大学院博士前期課程修了
2011年：青森県立保健大学大学院博士後期課程修了
聖路加看護大学卒業後、聖路加国際病院内科病棟で病棟看護師。1985年東京都世田谷区で訪問看護を始める。特別養護老人ホーム、医療機関からの訪問看護を経て日本訪問看護振興財団（当時）立訪問看護ステーションで訪問看護師、同ケアプランセンターでケアマネジャーを経て、2007年から故郷・秋田で看護教員になり、2022年3月退官

2014年秋田市内でNPO法人ホームホスピス秋田を設立し、翌年からホームホスピスを開設。2022年春には再び訪問看護の現場に戻る予定。研究はしてきたが訪問看護管理の実践は初めて。不安はあるが、自身の研究をテキストにしてチャレンジしようと考えている。

シリーズ［看護の知］は、学術論文として言語化されたすぐれた看護の実践知を、その分野の研究者だけでなく、現場で働く看護職や一般の人々など幅広い層の方に手に取って読んでいただけるよう、読み物として再構成したものです。
本書の元となった学位論文は下記から閲覧できます。

論文情報
中村順子
「訪問看護ステーション管理者による人材活用の実際
：訪問看護師を活かし・育てる管理者の関わりの理論化」
2011年度青森県立保健大学大学院博士論文
国立国会図書館書誌ID:000011271919

I

プロローグ
—— 看護師の持つ“よきもの”を
　　呼び醒ます関わり

訪問看護管理者の
"実践知"を"形式知"に

1 訪問看護管理業務の実際を明らかにしたい

■■■■ 1 研究当時の訪問看護ステーションの状況

わが国では2006年に行われた医療制度改革において、増大する医療費と少子高齢化などの大きな環境変化に対し、医療制度を将来にわたって持続可能なものにするためと、医療の提供体制の見直しを行い、国民がターミナルケアも含めた多様な場で医療が受けられるシステムの整備の一環として、「在宅医療の推進」が方針として示された[1]。

急速な高齢化と在院日数短縮の流れから、今後もますます在宅医療の需要は高まり、その中核的役割を果たす訪問看護ステーションの整備が急がれるところである。しかし、研究のための調査を行った2007年においては、訪問看護ステーションは全国に5407カ所で、その規模は平均常勤看護師数4.3人と弱小で、組織としての基盤は脆弱だった[2]。

さらに訪問看護師の給与水準は同年齢の一般病棟看護師よりも低く、離職率は一般病院の看護師に比べて高いなど[3]、在宅医療の受け皿としての役割を担う訪問看護ステーションの整備には多くの課題を残していた。

そのような状況の中、訪問看護ステーションの管理者(以下:管理者)は重要な役割を担いながらも困難な状況の中で訪問看護事業を行っていることがうかがわれたが[4]、当時、訪問看護管理業務の実態は明らかにされていなかった。特に人材育成や人材育成も含めた人的資源管理は管理者の能力として求められており[5]、実際にどのように行われているかを示す必要があると思われたが、それを明らかにした研究は少なかった。

一方、筆者の先行研究においては、在宅看護を体験したことのない新人訪問看護師に対する管理者の意図的な関わりが明らかになった[6]。そこでは、新人訪問看護師という限定した対象に対する管理者の人材育成の一端が示されている。さらにその結果の中では、訪問看護ステーションの目的を達成するために新人看護師のみならず事業所の訪問看護スタッフ全体（以下：訪問看護師）に対して管理者が配慮し関わって、効果的に人材を活用しながら訪問看護ステーションの運営を行っている状況が示唆されていた。

そこで管理者が訪問看護事業を円滑に運営し人材を管理するに当たって、何を考え、または何を意図して訪問看護師に関わっているのか、そして人材を活かし育てることをどのように行っているのかを示し、訪問看護師の人材管理に関する全貌を明らかにすることを考えた。それは、管理者の"実践知"を"形式知"にし[7]、今後の訪問看護ステーションの整備における基礎資料となり、現在、既にその役割を果たしている管理者や、管理者をめざす者にとっての指針となると思われた。

また「関わりの理論」が生成されるということは、「1つのモデルを示すことができる」ということであり、管理者教育や訪問看護師教育、さらには基礎教育の中においても、その活用が期待できることは意義深いと考えた。

2 「人を育て、人を活かし、質の高い看護を提供する」という看護現象

以上より本研究の目的を以下のように定めた。

「訪問看護ステーション管理者は、訪問看護師など事業所の職員に対し、組織の目的を達成するための人材としてどのように活用し、かつ育てるような働きかけを行っているのか——具体的な行為としての関わりと意図・ねらい・理由などを記述し、構造化して理論の導出を行う」

つまり、本研究においては、訪問看護ステーション管理者による訪問看護師などの事業所スタッフを「活かし、育てる」働きかけとしての関わりの構造を明らかにする。

本研究は、いまだ研究がされていない分野という点で独創的である。管理者が行っている「人材活用」を目的とする看護現象について、理論導出の手段としてグラウンデッドセオリーを用いて理論化し説明する。

　看護の領域、特に訪問看護ではとりわけ実践知（暗黙知）の蓄積が多く、形式知となって理論化されていない看護現象は多い。中でも管理者に求められる「人を育て、人を活かし、質の高い看護を提供する」という看護現象は、実際は熟練者によって行われてはいるものの、「なかなか形にならないで伝わらない」というところがある。

　しかし、訪問看護の発展のためには、訪問看護ステーション運営の要である管理者の「事業所スタッフ（看護師）などに対する働きかけの実態」を明らかにし、形式知として伝達していく必要があると考える。管理者が目的とするところを達成するために「人材活用」を行うことは予測できるが、その行為を支える思いは何であろうか——それを明らかにすることで「新しい概念」の抽出も考えられる。

3　管理者の訪問看護にかける「思い」「看護観」の影響

　筆者は本研究の前に訪問看護管理者に対する先行研究を行っている。そこから推測すると、管理者が実際に人をどう動かすかという「マネジメント」の方法はもちろんだが、管理者の訪問看護にかける「思い」「看護観」などが実際の関わりに大きく関与していると思われた。また「人材活用」の目的が、一般企業にあるような「事業所の経営上の目標達成」にとどまらず、看護あるいは訪問看護独自の「人材活用の目標」が存在している可能性も高いと考えられた。

　研究当時、管理者はスタッフの管理と人材育成で悩んでいることが指摘されていた[8]が、2021年現在も、多くの管理者が同様の悩みを抱えている。研究当時よりも、訪問看護ステーションの数が大幅に増えていることも背景にあるだろう。

　本書で、熟練管理者の実践知（暗黙知）が明らかにされて形式知となり、さらに理論化されれば、現場の管理者の手引きになるだけでなく、その形式知は

管理者養成のプログラムに取り入れが可能となる。その結果、今後の訪問看護ステーション制度のさらなる発展に寄与できるはずである。

＊

　なお、2019年の「介護サービス施設・事業所調査」（厚生労働省）において、全国の訪問看護ステーション事業所数は1万1580カ所となっており、2021年の「訪問看護ステーション数調査」（一般社団法人全国訪問看護事業協会）では1万3003カ所まで増加している。

　訪問看護ステーション数は2000年に4730カ所になり、その後、2011年の5212カ所まで、ほぼ横ばいだったが、2012年から急激に右肩上がりの増加を示している。その要因は診療報酬・介護報酬の同時改定が後押しして、株式会社が運営する訪問看護ステーションが増加したためと考えられるが、新規の訪問看護ステーションの管理者は在宅看護の経験が不足していることも多く、スタッフの管理・人材育成という本研究で追究した悩みは解決されていないのが原状である。

抽出された7つの
"大カテゴリー"と
すべての根幹となる
"中核カテゴリー"

1 経験豊富で熟練の訪問看護ステーション
管理者へのインタビュー

本研究の具体的な方法と対象については、「Appendix」（151ページ）に譲り、ここではインタビューの方法、インタビューをした熟練の訪問看護管理者の属性を簡単に述べたい。

■■■■ 1 訪問看護管理者と共に朝から夕方まで

研究協力の依頼は、先行研究[9]の際の参加者から始め、訪問看護ステーション（以下：ステーション）の規模別・設置主体別・地域別（都市部と地方）の対象者へと拡大したが、いずれも「紹介者があること」「経営的に赤字を出していないこと」「経験豊富で熟練の訪問看護ステーション管理者であること」を条件とした。

参加観察ができた研究参加者は14名、インタビュー協力者は16名であるが、そのうち2名には2日にわたって「参加観察」と「インタビュー」を行った。したがって延べ参加者数は18名である。

参加観察平均時間は208.8（±105）分、インタビューの平均所要時間は54.2（±19.3）分であった（最長129分、最短28分）。分析を進める過程で確認が必要な際はメール・電話で確認を行った。

「参加観察」は以下のように行った。

朝、スタッフの訪問看護師（以下：看護師）が出勤してきたときから夕方帰宅するまで筆者は管理者と共にいて、管理者が看護師に関わる場面、または管理

者が療養者・家族や他職種などに関わる場面を記述した。その場面の中から、管理者の関わりの意図・理由・意識的な行為かどうか、など筆者が管理者に聞いてみたい場面を3〜4場面抽出した。

「インタビュー」の進め方は、以下の通りである。

まず参加観察で筆者が聞きたい場面について、その理由・意図などをはじめ、自由に語ってもらった。さらに「あなたは管理者として看護師に関わるとき何を一番大事にしていますか？　留意していますか？」という質問を行った。データ収集が進み、カテゴリーが出てくるようになってからは、そのカテゴリーの内容から聞くこともあった。また、管理者の"語り"の中で詳しく聞きたいところは「もう少し詳しく聞かせてください」という質問で掘り下げていった。

■■■ 2　訪問看護管理者の属性

訪問看護管理者16名の属性は以下のとおりである。詳しくは表1（14ページ）を参照してほしい。

性別は全員女性で現役の管理者である。年齢は37歳から59歳（平均50.1歳、±7.4）で、30代1名、40代5名、50代10名であった。看護職としての保有資格は保健師3名、看護師13名であり、7名は管理者として勤務する以前に病棟管理者の経験があった。

訪問看護ステーション管理者としての経験は平均8.9年（最長18年、最短3年）であり、訪問看護師としての経験年数は平均13.3年（最長21年、最短7年）で、統括所長をしている者も1名いる。ケアマネジャーと兼務している者8名、ヘルパーステーション管理者と兼務している者が1名いた。管理者になってから何らかの管理者研修を受講している者は14名だった。

ステーションの看護師（准看護師含む）による1カ月の平均訪問回数は706.7回で、そのうち管理者自身の訪問回数は平均50.9回（±15.9、最大70回、最小9回）であった。

一方、16名の管理者が所属する訪問看護ステーションの規模等については、平均常勤職員換算数8.5人（最大23.0人、最小3.5人）で、平均利用者数127.5人（最大282人、最小63人）であり、いわゆる大規模ステーション（常勤換算10人以上または

[表1] 研究参加者と所属する訪問看護ステーションの属性

参加者番号	1	2	3	4	5	6	7	8	9	10	11	12	13	14	15	16	平均
年齢	55	59	45	45	37	57	50	57	43	53	56	55	43	51	42	50	49.9
資格	看	看・保	看・保	看	看	看	看	看	看	看	看	看	看	看	看	看・保	
訪問看護師として勤務年数	9	18	15	14	9	20	16	13	8	10	10	11	17	14	7	21	13.3
管理者として勤務年数	8	12	5	4	2.8	13	6	13	6	10	10	6	11	14	7	18	8.9
常勤換算看護師数	6.8	12.2	9.5	10.5	4	6.2	23	3.5	8	8.6	5	4.5	11.2	4.5	4	12	8.5
利用者数（調査時点）	110	138	122	121	58	100	282	89	124	138	80	68	176	63	102	200	123.2
うち医療保険（数）	10	42	51	36	12	25	80	24	27	20	6	17	48	8	30	77	32.1
訪問述べ回数（1カ月）	497	788	751	764	347	592	1723	394	585	860	390	369	1110	385	640	1112	707
管理者の訪問回数（1カ月）	45	9	56	70	63	70	22	61	52	50	74	37	40	60	79	27	50.8
調査時直近1年間入職看護師数	1	2	4	3	1	1	17	2	1	1	0	0	4	0	1	1	2.4
調査時直近1年間退職看護師数	1	0	3	1	2	1	0	11	1	2	2	0	0	0	0	1	1.7
事業所における教育担当者の有無	無	有	有	有	有	有	有	有	有	有	無	有	有	有	無	無	

利用者数100人以上）が16カ所中10カ所であった。設置主体は医療法人が6カ所、財団法人が3カ所、医師会が1カ所、社会福祉法人が3カ所、看護職による独立系会社が3カ所であった。

2 研究分析結果から導き出されたもの

■■■■ 1　7つの"大カテゴリー"は大きく4つにグループ化できる

　訪問看護ステーション管理者が訪問看護師（スタッフ）を「活かし・育てる」関わりは、管理者の関わりの根幹となる確信に関する"大カテゴリー"に分類できた。その"大カテゴリー"は、以下の7つになる。

①期待する訪問看護師像を示す

②スタッフが働きやすい基地づくりをする

③後ろ姿を見せる

④"近づき寄り添う看護"ができる看護師として活かす

⑤1人ひとりのスタッフが持っているものを活かす

⑥地域の存在感あるリソースとして活かす

⑦トライアングルの中にある価値の双方向性の確信により三者が活かし・活かされる

　この7つの"大カテゴリー"は、その性格上、さらに大きな4つのグループに分けられる。

　最も中心的な関わりとして「⑦トライアングルの中にある価値の双方向性の確信により三者が活かし活かされる」がある。

　そして、その中の"確信"をもとにして、「④"近づき寄り添う看護"ができる看護師として活かす」「⑤1人ひとりの看護師が持っているものを活かす」「⑥地域の存在感あるリソースとして活かす」の3つが"活かす関わり"としてグループ化できる。

　また、管理者は「②スタッフが働きやすい基地づくりをする」「③後ろ姿を見せる」という"管理者自身が行うものを示す関わり"も行っている。

　そして、管理者は「①期待する訪問看護師像を示す」ことで、スタッフである看護師がめざす目標を明らかにしている。

▰▰▰▰ 2　管理者自身も活かし・活かされる"三者の関わり"

　では、"管理者の関わりの根幹となる意識"といってもよい「⑦トライアングルの中にある価値の双方向性の確信により三者が活かし・活かされる」の大カテゴリーについて、もう少し詳しくみていこう。

　まず、ここで言う「三者」とは、「療養者・家族」「看護師（スタッフ）」「管理者」のことであり、この三者が「トライアングル」となる関係性が重要になってくる。

　多くの管理者は、「訪問看護」の関わりには、「療養者やその家族にとって住み慣れた町で病気があっても暮らせる、人生をまっとうできる、家族も共に支えられる」という価値があるばかりでなく、看護師（スタッフ）がその関わりの中で得るもの、学ぶものは大きく、それは看護師にとって大切な価値があると考えていた。

この「看護師が得るもの、学ぶもの」とは、看護師としての達成感・自己効力感ばかりでなく、「人として共にいること」「人として学ぶこと」など看護師という職業を超えて得られるものである。そして、それらは看護師にとっても価値があると考えていた。

すなわち、「療養者・家族」と「看護師」両者にとって、訪問看護での関わりは双方向の価値があるということである。

さらに管理者自身も、「管理する者、される者」という関係性だけではなく、自らも訪問看護師としての実践者の立場、つまり彼らと近い立場で「訪問看護の価値を共有したい」と考えていた。調査において、管理者自身が実際に訪問していることが多いことにも、それは表れている。

したがって、療養者・家族、看護師、管理者は常に近いトライアングルの関係の中におり、その近い関係性と同一平面上の場の共有によって、この三者がお互いを活かし活かされると考えていた。この確信が管理者の関わりの根幹となっていると、本研究では分析した。

■■■■ 3　大カテゴリーを相互に関連づける管理者の意識

さらに多くの管理者は自らの体験や今までの管理者としての実践において、「訪問看護師が療養者・家族に近づき、彼らを主体とした看護、彼らに近づき寄り添う看護を行っていけば、看護師は自然と“気づき、育つ”」という基本的な考えを持っていた。

この「近づき寄り添う看護」とは、医療の専門職としての看護師の役割を果たすことと同時に、目の前の対象を“オンリーワン”と捉えた個別性の高い看護のことである。

具体的に、管理者はスタッフを「“近づき寄り添う看護師”として活かす」ために、「信じて待つ」「任せる」「支える」などの対人援助的な関わりをしていた。しかし、スタッフの医療専門職としての役割のとり方に疑問があったり、スタッフの視点が“療養者本意”でなく“看護師本意”になったりしていると思われるときには、「気づきを促す」「指摘・指導する」などの問題解決的な関わりを行っていた。

加えて管理者は、「1人ひとりのスタッフの持っているものを活かす」ように工夫すること、またスタッフの力が発揮できるように環境づくりや場づくりをすること、それらによって意欲を持って看護ができるようにすることなど、文字通りステーションが「安心してのびのび看護実践ができる彼らの基地」となるように整えていた。

　さらに、管理者の関わりはスタッフが事業所内で「近づき寄り添う看護」ができるように導くことに留まらず、スタッフを事業所の存在する「地域の存在感あるリソースとしても活かす」ことにも広がりを見せていた。このようなスタッフへの関わりには「後ろ姿を見せる」という要素もあった。

■■■■　4　導きだされた中核カテゴリー「看護師の持つ“よきもの”を呼び覚ます」

　そして、これら①〜⑦の管理者が行っている「関わり」は、本研究の中核となる概念に向かっていることが明らかになった。それは

　「中核カテゴリー：看護師の持つ“よきもの”を呼び醒ます」

　である。このカテゴリーが全てのカテゴリーを説明できるものであると、本研究では結論づけた。

　ここで言う「よきもの」とは、以下の事柄である。

　まず、看護師としての達成感、自己効力感、自分が本来持っていた強み、可能性、自分の弱みの活かし方、看護観などの専門職性に伴うものである。

　次に地域の重要なリソースになるという社会的役割である。

　さらに人として関わったときの療養者・家族との一体感、療養者・家族との近い関係から得る人としての充実感、近い関係性で看護を提供していることが結局自分を成長させ豊かにしてくれるという満足感、など人としての味わいの部分である。これはすなわち「価値の双方向性」といえる。

　これらの「看護師が自分では気づかず持っていたもの」、または「かつては持っていたのだが、看護師としての経験や慣れの中で忘れかけていたもの」、さらに「新たに自分の中に生まれるもの」が、療養者・家族との関係性や地域における活動や他職種との関係の中で湧き上がってくることを、本研究では「呼び醒ます」という動詞を用いて表現した。「呼び醒ます」には「呼んで目を醒ま

させる」「忘れていることを思い出させる」（広辞苑）という意味があり、これは管理者の行う関わりをよく表していると考えて、中核カテゴリーに採用した。

「呼び醒ます」は参加者の語った言葉から採用している、いわゆるin vivoである。しかし、多くの管理者は自らが主体的に「スタッフを育てている、育成している」とは明確には意識していなかった。管理者たちは「療養者・家族がスタッフに教えてくれる」という認識に立っていたのである。

このように「呼び醒ます」主体は管理者だけではなく療養者・家族でもあるが、療養者・家族には「看護師を育てている」という意識はもちろんない。そして、管理者は「呼び醒ます」ことができることを意識しているが、管理者だけがそれを行う者とは思っていない。つまり、管理者は療養者・家族との呼び醒ましの"意図的な協働者"と言えよう。

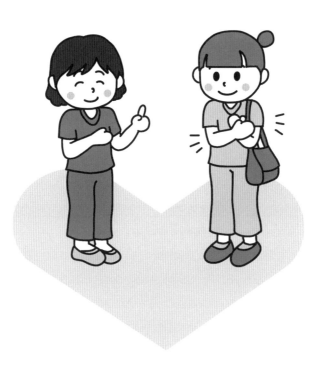

熟練訪問看護管理者の
"実践知"としての
「訪問看護の在りよう」

1 熟練訪問看護管理者による「管理の要素」

▪▪▪▪ 1 7つの大カテゴリーと管理者の関わりを整理する

「プロローグ」の最後に、本研究の概要をあらためてまとめておきたい。

本研究の目的は「熟練の訪問看護ステーション管理者による人材活用と人材育成の関わりの理論化」である。研究方法として、「熟練管理者であること」を条件とした16名の訪問看護ステーション管理者（研究参加者）のうち、14名への「参加観察」と、延べ18名の「参加者に対する半構成的インタビュー」によりグラウンデッドセオリーの手法を用いて継続比較分析を行った。

その結果、熟練の訪問看護ステーション管理者による、スタッフを活かして育てる関わりの中核カテゴリーとして「**看護師の持つ"よきもの"を呼び醒ます関わり**」が導き出された。そして、この中核カテゴリーは、以下に述べる大カテゴリー全てを説明できるものであるとした。

訪問看護ステーション管理者が訪問看護師を活かして育てる関わりは、管理者の関わりの根幹となる確信に関する大カテゴリー「**トライアングルの中にある価値の双方向性の確信により三者が活かし・活かされる**」の下に、"スタッフを活かす関わり"に関する大カテゴリー「**"近づき寄り添う看護"ができる看護師として活かす**」「**地域の存在感あるリソースとして活かす**」「**1人ひとりのスタッフが持っているものを活かす**」、関わりの前段階として管理者の期待する看護師像に関する大カテゴリー「**期待する訪問看護師像を示す**」と"管理者自身が行うものを示す関わり"に関する大カテゴリー「**看護師が働きやすい基地づくりをする**」「**後ろ姿を見せる**」という7つ

の大カテゴリーによって構成されていることが明らかになった。

■■■■ 2　管理者が用いる"専門職性""ケアリング管理""大人の学習理論"

　管理者の"実践知"から"形式知"を導き出したことで明らかになった「管理の在り方」は、療養者・家族、スタッフ、管理者の関係が同一平面で等距離にある関係性、すなわち"近いトライアングルの関係性"の中で「自分も実践者としての意識や立ち位置を持ちながら行う管理」である。

　管理者は意図的に"専門職性"を用いており、これによってスタッフのモチベーションを上げ、スタッフを活かす関わりを行っていた。さらに"近いトライアングル"の立ち位置でその関わりを行うことにより、スタッフのモチベーションも上げていた。その結果は、経営的にも十分な業績を上げることにつながっている。

　この管理者の用いるスキルは、実践しながら管理する「management-in-practice」といえるものであり、これを"近いトライアングルの関係性"の中で行う「経営責任者・看護管理者・実践者のミックスモデル」が、熟練訪問看護ステーションの管理者モデルであることが示唆された。訪問看護ステーション数の増加により、その質の差がみられるようになっている今、管理者が実践者の立ち位置に敢えて立つ、この「訪問看護ステーション管理モデル」が求められているといえるだろう。

　さらに、管理者のスタッフへの関わりには、スタッフの職業上のモチベーションの維持だけでなく、それによってスタッフの自己実現欲求を満たすようなものまで含まれていた。これらの関わりは"ケアリング"の要素を満たすため、熟練管理者の関わりは"ケアリング管理"であるということができる。

　さらに、管理者の関わりを"大人の学習理論"と比較すると、問題中心的な振り返りの促しやファシリテーター的な立ち位置、教育的環境の場づくりなどから、管理者の関わりは大人の学習にふさわしい働きかけや教育的環境づくりであることが明らかになった。

2 管理者が考える「訪問看護」と「訪問看護師に求められるもの」

　本研究の目的は「管理者としての関わり」を考察することだが、分析のプロセスにおいて否応なく浮かび上がってきたのが「管理者が考える"訪問看護"」であり、「訪問看護師に求められるもの」であった。そして、熟練訪問看護管理者が、その実践知から導き出した訪問看護の在りようは、「近づき寄り添う看護」であり、それは「医療専門職としての役割を果たす」ことと「オンリーワンの看護を提供する」ことで構成されていた。

　管理者は、療養者・家族の願う生活の継続をめざす「生活モデル」の医療の提供を、医療専門職であることの強い自覚と共にスタッフ（看護師）に求める一方、訪問看護の対象を"かけがえのない1人"として認識し、彼らの物語性にまでコミットする極めて個別性の高い看護（療養者・家族主体の看護）を提供することが必要であると考えていた。そのためには対象に関心を寄せて近づきつつも専門職性も発揮する"2.5人称の看護"が欠かせないと認識していた。

　さらに、そのような看護が展開できれば、スタッフ自らが気づき、学ぶことで看護師として成長するだけでなく、人間的にも豊かになれる、すなわち「"近づき寄り添う看護"を提供することで、療養者・家族だけでなく看護師にも価値がある」という双方向性を見いだしていた。管理者が"近いトライアングルの関係性"の中で管理を行い、また自ら看護を実践しているのは、この訪問看護の価値の双方向性によりスタッフだけでなく管理者自身も活かされるものとしてあり続けることを望んでいるからである。

　"近づき寄り添う看護"を日本という文化風土の中で展開することの意義は、療養者・家族にとって看護師が親しい二者関係となる中で、彼らの「うち」に近いものとなり、彼らの「甘え」を受け止め、安心を提供し、そのことにより彼らの自立・自律を促すことができることである。

　さらに、近隣などの地域でのつながりが途絶えつつある現代社会においては、訪問看護が療養者に対する"オンリーワンの看護"をめざし、かつそこに看護師自身が喜びを見いだすことで、血縁ではない新たな関係性の再構築機能

が訪問看護にあることを示唆する。

　筆者は熟練訪問看護管理者との対話でさまざまな実践知を得た。研究後にも、大学の研究者として、さらに多くの熟練管理者たちと出会い、話を聞いてきた。そして今、管理者が行う「看護師の持つ"よきもの"を呼び醒ます関わり」は、情緒期、技術期を経たスタッフに、成熟した看護・創造期に至る看護への誘いであると確信している。

＊

　Ⅱ章以降では、本プロローグで述べてきたことを、さらに詳細に解説する。実際の熟練看護管理者の「言葉」も数多く取り上げているので、その言葉の中にある「看護師の持つ"よきもの"を呼び醒ます関わり」をつかんで、自らの看護・看護管理に活かしてほしい。

〈引用文献〉

1）……一般財団法人厚生労働統計協会：国民衛生の動向, 2008.

2）……社団法人全国訪問看護事業協会：介護サービス把握のためのワーキングチームにおける事業者団体ヒアリング資料, 2007.

3）……前掲書2）.

4）……上野桂子：活用したい! 訪問看護のサポート組織〈社団法人全国訪問看護事業協会〉「孤独な管理者」のサポーターとして, コミュニティケア, 8（2）, p.50-52, 2006.

5）……山崎摩耶ほか：社団法人全国訪問看護事業協会, 平成17・18年度全国訪問看護事業協会研究事業 訪問看護ステーション管理者養成プログラムの開発報告書, 2006.

6）……中村順子：訪問看護ステーション管理者による新人訪問看護師への関わり―安心して訪問を任せられるようになるまで―, 日本看護管理学会誌, 13（1）, p.5-13, 2009.

7）……野中郁次郎：知識創造の経営―日本企業のエピステモロジー―, 日本経済新聞出版, 1990.

8）……片倉直子, 佐藤譲, 佐藤美穂子：訪問看護ステーション管理者が語る「賃金・報酬」「福利厚生」「経営者・管理者のありかた」日本訪問看護振興財団によるグループインタビューから（その1）, コミュニティケア, 6（1）, p.53-55, 2004.

9）……前掲書6）.

II

期待する
訪問看護師像を示す

II章以降では、カテゴリーについて次のように表記していく。

本文中、【　】は大カテゴリー、《　》は中カテゴリー、〈　〉は小カテゴリーを表す。

『　』は管理者の語りを表す。

なお、全てのカテゴリーについて、表2（96〜97ページ）に示す。

期待する
訪問看護師像を示す

　本章では、大カテゴリーの1つ、【期待する訪問看護師像を示す】について解説する。

　このカテゴリーは、

《医療の専門職として役割を果たしてほしい》

《オンリーワンの看護をしてほしい》

《"近づき寄り添う看護"がスタッフを育てることを知っている》

という3つの中カテゴリーで構成されている。

　この大カテゴリーは管理者がスタッフの看護師に期待する訪問看護師像である。「このような看護をしてほしい」という思いを持ちながら管理者はスタッフに関わる。

　本研究においては、**《医療の専門職として役割を果たしてほしい》**と**《オンリーワンの看護をしてほしい》**を総称して"近づき寄り添う看護"と命名した。「真に看護の対象である療養者・家族に近づいてニーズを把握し、医療職として適切な看護が求められる」ということと「相手をオンリーワンと捉え、看護師が誘導せずに寄り添う」という"療養者主体の看護"という意味である。

　そして、管理者はこの"近づき寄り添う看護"がスタッフを育てることを知っているので、この看護が展開できれば看護師は自ら成長すると考えていた。以下、3つの《中カテゴリー》について詳説する。

医療の専門職としての役割を果たしてほしい

　中カテゴリー《**医療の専門職としての役割を果たしてほしい**》は、訪問看護管理者が理想とする"近づき寄り添う看護"を構成する最初の概念である。訪問看護師は療養者の"生活の場"である居宅に赴いて看護を提供する。生活の場で展開する看護はときとして多様な役割を取ることもあるが、基本的に「医療職として専門性の高い看護を提供してほしい」と管理者はスタッフに期待しており、これに関する管理者の見方は厳しい傾向にある。

　この中カテゴリー《医療の専門職としての役割を果たしてほしい》は、以下の4つの小カテゴリーで構成される。なお、この中カテゴリーに類する管理者の"生の声"も『　』で併記した。コメントのあとに続く（参加者1）（参加者5）などは、研究に協力していただいた熟練訪問看護管理者のことで、同じ数字は同一人物を示す。

1　医療職としての適切な判断を求める

　4つの小カテゴリーの最初は〈医療職としての適切な判断を求める〉である。管理者はスタッフが医療職としての責任を果たすためには、療養者の状態や家族の状況の適切なアセスメントが必要であると考える。

　つまり、〈医療職としての適切な判断を求める〉とは、スタッフが健康状態の判断を行うことは言うまでもないが、夜間の緊急対応に関する誠実な判断、スタッフ自らの力量の判断も求めるということである。また「医師に判断を任せることに慣れている」と感じる訪問看護ステーションへの新入職者に対して、管理者たちが意識の変革に苦慮するというコメントも集められた。

『ほんとにアセスメントが一番だと思います。（訪問看護は）ひとりですもんね、（現場で）判断するとき』

（参加者5）

『自分がどの位置にいてどういう役割を果たせるかということを客観的に見つめられる看護師であってほしいというか……。その結果、どういう看護が自分に提供できるかというのがあって。その人の力量と役割があると思うので、自分はどこが見られるのか、どういう役割がとれるのか、看護職万能でないとしたら』

（参加者16）

『（病院からの新入職である看護師は）長い臨床経験があるけれど、これまではあまり深く考えないで働いてきたような人が多いように思う。そして、病院では医者の指示にしたがって看護をしてきたので、"看護師はここまでしかできない"と思ってしまう。緊急で自宅に呼ばれたときも"看護師は何もできない"と思ってしまっているから、"病院へ行ったらどうですか"という対応をしてしまう。指示待ちというか。ただ、それをどう教えていくか、私もまだ案がなくて……』

（参加者3）

2　医療職として信頼を得られる看護を行う

　4つの小カテゴリーの2番目は〈医療職として信頼を得られる看護を行う〉である。「プロの医療職であるという意識」「療養者の状況の予測的対応」「緊急時への対応」「適切なケアや処置」を提供することで「医療職としての信頼を得られる看護の提供を行ってほしい」という管理者のスタッフに対する期待である。

『"看護師なのでプロや！"という意識を持たないと……。いくら人間関係をつくるのが上手だとしても、いざというときの問題は私たち（医療職）が病気をきちんとみられるか、というところ。緊急時の対処がきちんとできるかが大事だし、プロ意識を持ってほしい』

（参加者7）

『訪問看護って境界があいまいになるときがあるじゃないですか。看護師としての

私と個人の私というのが。なあなあになってしまったり……、（自分に）甘えてしまったり……。"看護師は医療の専門職である"という視点を忘れちゃうと訪問看護自体がゆらいじゃう』

（参加者4）

3 療養者と家族の安心を保証する

　3番目の小カテゴリー〈療養者と家族の安心の保証をする〉は、看護師が医療の専門職として最も提供しなければならない事柄である。24時間、療養者・家族の不安に応えるのが訪問看護であるから、「安心を提供できないような対応はしてほしくない」と管理者は考えている。

『早く私たちに出会えて、出会えたことでその人たちの生活がより安楽になったり、希望が持てたり、そういうことを提供したい。私たちが希望や安心を与えられる──そういうケアをしたいし、スタッフにも言ってしまう』

（参加者10）

『（療養者や家族に対して）誰かが助けてくれればちょっとは助かるし、安心だと思うんだけど、訪問看護が行くことで相手方に受けてもらえるのは"絶対的な安心感"だし、それこそ訪問看護の仕事だろう、と思う。医療のニーズであろうと療養相談であろうと"安心"が欲しくて訪問看護を頼んでくださる方には"やっぱり訪問看護でなければダメね"と思ってもらえるようでないと……』

（参加者13）

4 チームの中で自分の役割がとれる

　4番目の小カテゴリー〈チームの中で自分の役割がとれる〉は、医療の専門職としての役割は看護師個人としての判断やケアの提供に留まらず、事業所内のチームの一員としての役割も重要であるということである。例えば、他職種との連携の中で情報を収集し、それを発信することや看護師としての自分の立ち位

置、自らのスキルの限界なども自分自身で理解しながらチーム内での役割を果たすことを、管理者はスタッフに求めている。

『"対病院"との関係性をうまくつくってこられるか、病院との橋渡しをきちんとできるかが大切です。例えば、病院の看護師に"退院したあの患者さんどうなっているの?"と聞かれたとき、療養者の正確な状況を伝えきれるか』 （参加者2）

『このチームで自分以外に関わる人は（療養者の）どこがみられるのか、もしかしたらヘルパーさんとか介護職のほうがよくみられるところもある。この方の場合、（自分は）どこをみることが大切なんだろうという意識ですね。うちの場合は1人の療養者さんをスタッフ3人から6人でケアしますから、その中でスタッフはそれぞれ"自分がチームの中でどういう役割をとることができるか"を考えていてほしい』 （参加者16）

『例えば、経験不足のヘルパーさんともケアマネジャーさんともうまく連携をとってほしい。"自分は看護師や"って頭ごなしにいくんじゃなくて、"私たちはチームだから、この人には教えていかなアカン"と思ってほしいですね』 （参加者7）

オンリーワンの看護をしてほしい

　訪問看護管理者が理想とする"近づき寄り添う看護"を構成する2つめの概念が、中カテゴリー《オンリーワンの看護をしてほしい》である。

　"オンリーワンの看護"とは、看護の対象である療養者と家族の持つ個別性をはっきりと認識して「利用者主体」の看護を行うことである。そして、「それができなければ訪問看護師としての役割はとれない」と管理者は考えている。

　この中カテゴリー《オンリーワンの看護をしてほしい》は、以下の5つの〈小カテゴリー〉で構成されている。

1 かけがえのない1人の思い・願い・ニーズを看護の基点とする

　"オンリーワンの看護"を構成する最初の小カテゴリーは〈かけがえのない1人の思い・願い・ニーズを看護の基点とする〉で、それは訪問看護管理者が強調する"利用者主体の看護"の基本的なありようである。

　訪問看護は自宅という"対象(療養者)が主役の場"で看護を展開する。「療養者の思いや願いを受け止め、相手の立場に立ち、療養者に合ったケアをつくり上げる姿勢」でいることで"利用者主体の看護"は実現する。そのためには、目の前の対象をオンリーワン、かけがえのない1人であると捉える視点が求められる。

『相手の立場にどれだけ立てるか、相手はどう思っているかを感じる看護師というのがやっぱり基本なんですね、訪問看護では』　　　　　　　　　　　（参加者3）

『利用者中心と言いながらも、"こんなにケアを頑張っているのに、何でそんな態度

なの!"と言ってしまう苦い経験……。このようなことで気づかされることのないように、オンリーワンというところを肝に銘じて関わらないと……』

（参加者12）

『やっぱり病棟と在宅の違いですね。あくまで徹底して利用者のために、利用者本位のところが在宅。そのように思っていないで失敗してきたことがいろいろありました。その中で"訪問看護ってこうじゃないといけないな"と自分も思うようになりました』

（参加者6）

2 看護師の都合や価値観をもとに動かない

　"オンリーワンの看護"を構成する2つ目の小カテゴリーは〈看護師の都合や価値観をもとに動かない〉である。"利用者主体"の看護を展開するためには、看護師本位の動き方をしたり、自分の価値観を押し付けたりするような看護ではいけない。

　管理者たちは、看護師が"問題"とすることは果たして療養者の"問題"なのか、実は自分（看護師）の問題なのではないか、という問いかけも持ち続けている。

『スタッフが、患者さんより自分を優先しているかも、と感じたときには、みんなの前で言いますね。"患者さんを自分の都合に合わせないこと、こっちの都合で拒否しないこと"って』

（参加者3）

『ミーティングで"あれっ?"って思うことがあります。訪問を終えて帰ってきたスタッフが"ほんとはこんなふうにやればいいのに……、あそこの家、そうじゃないよね"なんて話すときがそうです。そのときは"いやいや、こんなふうって言うけれど、それは誰のためなの?"と言います。その利用者さんの問題なのか、スタッフ自身の問題なのかを考えてみないといけないと思うんですよね』

（参加者11）

3 療養者・家族に迫るコミュニケーションができる

　"オンリーワンの看護"を構成する3つめの小カテゴリーは〈療養者・家族に迫るコミュニケーションができる〉である。訪問看護師が自分の価値観で動かず、相手の思いやニーズの把握を的確に行うためには十分なコミュニケーション力が必要であると管理者は考えている。それも「相手の思いに迫る」「相手の言っていることや状況を受け止める・理解しようとする」という"迫る"コミュニケーションであり、単なる病状把握のための確認などではない。

『訪問看護師ってナースというよりコミュニケーションをメインにする仕事のような気がしています。対象に向かって"こう思うんですね"という第1歩ができないとダメだなと……。じゃあ、やりとりを全部肯定すればいいのか、というとそれもだめで、どういうボールを投げればこの人に届くかなという工夫が必要なんですが……。この工夫はセンスがないと難しいかもしれません。あと努力ですね』　　　　　　　　　　（参加者13）

『（ステーションに求職希望の人でも）コミュニケーションをとる上で障害になる個性を持っている人は、訪問看護ではちょっと遠慮してもらいます。コミュニケーションの力は大事です。例えば、看護師としての力量が少々未熟でもコミュニケーション力でカバーできることもあります。病院の場合はね、コミュニケーション力が足りなくても技術や観察がきちんとできれば何とかいいでしょうけど、在宅はだめですね』　　（参加者7）

4 願う生活ができるように看護を使って支援する

　"オンリーワンの看護"を構成する4つめの小カテゴリーは〈願う生活ができるように看護を使って支援する〉である。結局、"オンリーワンの看護"というのは、目の前の療養者と家族が自宅を療養の場所とし、そこで彼らが願う生活ができることの支援でなければならない。"その人"が望む生活とは何か、"その

人"らしい生活とは何かを療養者・家族と共に考えて看護を展開する必要があるのが"オンリーワンの看護"である。

> 『訪問看護は"その人"がこの街で生きていくための1つの手段だから、それをうまく伝えて地域で最期まで生活ができるために看護を提供します』
>
> （参加者9）

> 『"その人"が暮らしやすいように、"その人"が暮らしていく支援を、専門的な知識と技術で訪問看護は提供できる。"私たちがやりたい看護"は相手にとって必要ではないというか……。"相手が必要とする看護"が訪問看護なんです。そこが病院とは違うところだと思う』
>
> （参加者10）

> 『家の中でどこまで、ふだんの生活を実現していけるのか、自宅でだって"普通の生活ができるんだよ"というインパクトが訪問看護にはあります。スタッフとの同行では、そこを見せるようにしています。"かわいそうね、こんな生活していて……"というのではなく、この状況でも生活できるようにするには何が足りないのか、何ができるのか、療養者さん一緒に考えましょうという姿勢ですね』
>
> （参加者12）

5　当たり前の生活の延長上の看取りを支援する

　"オンリーワンの看護"を構成する最後の小カテゴリーは〈当たり前の生活の延長上の看取りを支援する〉である。研究に参加してくれた訪問看護管理者の全てが「在宅における看取りの看護」をよく行っていた。

　この小カテゴリーは、看取りの看護を療養者らしい当たり前の生活の延長上に位置づけて看護師の役割を取ることを示している。具体的には、家族の選択を支え、療養者と家族の普通の生活が最期まで可能になるような援助を行うということである。逆に言うと、「訪問看護で療養者・家族の生活を支えるということは、生活の延長上の最期に待っている"看取り"まで支える」ということになる。

　研究では、在宅の看取りについての管理者のスタンスは一様ではないこと

がわかった。看取りを重要視している管理者もいれば、「看取りは特別なケアではない」と話す管理者もいた。しかし、どの管理者にも共通した考えは、その療養者らしく最期まで生きられるような支援だった。これこそ、"オンリーワンの看護"を構成する重要な小カテゴリーといえるだろう。

『私にとっては普通のケアもターミナルケア（看取りのケア）も同じくらい大切。看取りだからって特別にスタンスは変わらない。療養者のゆれ方も、家族のゆれ方も元気なときからパターンが似ているもんだから、ずっと寄り添ってきた訪問看護師では、特別と感じないんじゃないかな。"当り前の生活の延長上としての死を支える"ということだと思います』
（参加者13）

『"当たり前の生活の延長上の看取り"は、在宅ターミナルでしか学べなかったというのは事実ですね。看護師の役割の本質とか看護の原点かもしれない。私たちのやっていることは、元気なときも病んでいるときも死に向かうときでも、基本的な生活を送ってもらうこと。療養者さんがトイレに行きたいのなら、看護を提供して、それを最期までかなえさせてあげたい。看取りの場面では、家族との時間がそろそろと思うときは看護師として、それを伝えてあげるのがいいのかなと思います』
（参加者12）

『私たちのステーションでは、亡くなる直前の緩和ケアとして簡易入浴をしています。血圧が60とか低くて、呼吸状態がすごく悪いときにそれを行うには覚悟が必要になりますけど、ご本人が気持ちいいリラクセーションを得られるので……。そういったケアを行う覚悟は"当たり前の生活"に触れてきた訪問看護師でないとなかなか身につかないかもしれません』
（参加者3）

"近づき寄り添う看護が"
スタッフを育てることを知っている

　大カテゴリー【期待する訪問看護師像を示す】の3つめの中カテゴリーは
《**"近づき寄り添う看護"がスタッフを育てることを知っている**》である。管理者がして
ほしい看護が、なぜ"近づき寄り添う看護"になるのか、その理由となるカテゴ
リーである。

　管理者は自分の訪問スタッフとしての、そして管理者としての経験上、"近づ
き寄り添う看護"を行っていけばスタッフは自ら気づき育つことを知っている。
そして、いつでも気づき育つ可能性があると信じている。だから"近づき寄り添
う看護"をさせたいのである。

　この中カテゴリー《**"近づき寄り添う看護"がスタッフを育てることを知っている**》は、
以下の2つの〈小カテゴリー〉で構成されている。

1 療養者・家族が課題と答えと評価をくれる

　"近づき寄り添う看護"を構成する最初の小カテゴリーは〈療養者・家族が課
題と答えと評価をくれる〉である。看護師が療養者に近づき、真に療養者中心
の看護をする姿勢があれば、療養者・家族との関係性の中で自分自身に投げ
かけられた課題に看護師は気がつく。

　さらに療養者・家族の反応や変化が適切な看護に対する1つの答えとなり、
看護師への評価となる。療養者・家族は自ら意識して看護師を育てようとして課
題を与えるわけではないが、結果的に看護師にとっての教育者になっていると
いう意味の小カテゴリーである。

　『別にこっちが言わなくても訪問している先での関わり方で、自分がやったことが"そ

の人″にとって非常に効果があるのが見えるというか、例えばリハビリをして体調が
よくなってくるのが見えるというか……。そのような利用者・家族との関係性の中でス
タッフは成長してくるんだと思います。私は特別、人材育成とか考えていないけれど、
訪問看護ではスタッフが育ってくる。それは利用者・家族に教えられている部分が
あるから。自分たちが訪問看護に入って、利用者・家族に指導というか教えるという
のもおこがましいけど、そのことによって療養者・家族が成長していくことは多い。そ
して、その成長が自分たち訪問看護師に戻ってきている。利用者の変化が看護師
も成長させる。利用者と一緒に成長しているのかな』

（参加者11）

『訪問看護に入ってきた看護師の多くは、″在宅″を知ることで謙虚になるし、さら
に社会性が出てくる。なぜなら1人ひとりの″生活″が見えてくるから。利用者はも
ちろん看護師の自分と同じじゃないし、利用者のAさんとBさんでは同じじゃない。
″1人ひとり違うんやな″ってわかるようになるんです』

（参加者7）

2　スタッフの成長への信頼と期待を持っている

　″近づき寄り添う看護″を構成する2つめの小カテゴリーは〈スタッフの成長へ
の信頼と期待を持っている〉である。管理者は、看護が療養者・家族に″近づ
き寄り添う看護″を提供する視点や姿勢に基づく限り、看護師はいつでも成長
できると信じている。新人、ベテランに限らず、あらゆる訪問看護師がさまざ
まな場面で成長の機会があると管理者は信じているので、信頼に基づく期待
を持ちながらスタッフに関わり続けている。

『訪問看護は新人でなくても″成長″の可能性はあります。そして、その成長も訪問
件数だけで評価されるのではないですね。数だけではない″経験″を重ねていけば
成長できるんです』

（参加者2）

『当ステーションの大きな方針に″医療のプロとして患者さんを否定しない、自分の

都合に合わせない"があります。そして、このようなケアがぶれずにできれば、スタッフはそれぞれが必ず成長していく。患者さん中心であれば必ず成長していけると思っています。なかなか価値観を変えることが難しい人もいますが、"人は変わりうる"ところがあるかなと、私は思っています』

（参加者3）

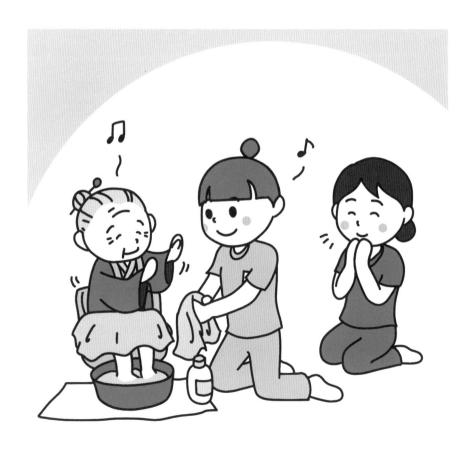

III

スタッフを活かすために
管理者自身が行っていること

Ⅲ章では「スタッフを活かすために訪問看護管理者自身が行っていること」について
解説する。ここには7つの大カテゴリーのうち2つ、【②スタッフが働きやすい基地づく
りをする】【③後ろ姿を見せる】があり、Ⅱ章の【①期待する訪問看護師像を示す】と密
接に関連し合っている。

スタッフが働きやすい
基地づくりをする

　ここでは、大カテゴリーの1つ、【スタッフが働きやすい基地づくりをする】について解説する。このカテゴリーは「スタッフを活かすために管理者が行っていること」の1つめのカテゴリーである。

　訪問看護師は療養者の居宅に赴き、1人で看護を展開する。そこには緊急事態や困難なことなどの思いがけないことが待ち受けていることもあれば、療養者・家族、または医師や連携する他職種と関係性をつくるのが難しい状況も時にはある。

　そのため、訪問看護ステーションがスタッフにとって文字通り「安心のステーション＝基地」となり、スタッフが基地で力を充電して、また訪問に出られるようにすることは大変重要であり、スタッフを活かすための訪問看護管理者の関わりとして、大カテゴリーとした。

　この大カテゴリーは、以下の3つの中カテゴリーで構成されている。

《安心して戻れる基地としての場づくりをする》

《スタッフを取り巻く人々との調整を行う》

《管理者としての基本姿勢を持つ》

　ここでは、これら3つの《中カテゴリー》について詳説する。

安心して戻れる基地としての場づくりをする

中カテゴリー《**安心して戻れる基地としての場づくりをする**》とは、「スタッフの意欲やモチベーションを下げずに訪問看護を続けることができること」を狙いとして、スタッフが安心して訪問から帰り、また訪問に出る元気が出てくるような場づくりをするということである。

この中カテゴリーには、筆者が参加観察した現場で多くのラベルが集められた。それを分析した結果、以下の8つの小カテゴリーが構成された。

1 あなたを見ている／気づかう／安心させる

最初の小カテゴリー〈あなたを見ている／気づかう／安心させる〉は主に観察のデータから抽出されている。訪問看護管理者は、その表情（笑顔／優しいまなざし）、しぐさ（手をスタッフの肩に置く／スタッフの目をきちんと見つめる／うなずく／スタッフの"動き"を見ている／スタッフ全員を見回す）、言動（声かけ）などから、常にスタッフに視線を当て、不安感を抱かせないような雰囲気をつくっていた。スタッフの様子に配慮し、声をかけ、悩んでいるスタッフには「自分はいつも見ているよ」というメッセージを出していた。

『利用者さんに対して悩んでいる感じがミーティングの中で出たりしたとき、訪問から帰って来たときにスタッフの話の中で「これは大変なことになっているな」と思ったときには「大丈夫?」って声をかけます。"あなたのことはちゃんと見ているよ"という感じで話します』

（参加者11）

『私自身が工夫しているのは、笑顔、歯を見せる、目線を上げる、声をかけていく、

というところかな。「そんな表情していて大丈夫?」って声をかけて"見ているよ"というメッセージをスタッフに送ります。誰だって「大丈夫?」って気にかけてくれるのは嬉しいですよね。「あんたは元気でいいね」と言われるよりね』 　　　　　　　　（参加者15）

『スタッフの体調が一番かな。元気がないとか、今日は調子悪そうとか、見ていると大体わかりますから。それが少し続くようなら声をかけるようにしています』 （参加者9）

2 ねぎらう／感謝する

　2つめの小カテゴリーは〈ねぎらう／感謝する〉である。管理者はスタッフをよくねぎらっていた。「訪問お疲れさま」「ご苦労さま」「ありがとう」「利用者さんのことよろしくお願いね」などのねぎらいと感謝の言動は、参加観察中に非常に頻繁に出現した。スタッフに対するいたわりの気持ちを管理者は基本的に持っている。

『訪問から帰ってきたときには"お疲れさま!"という気持ちで迎えています』（参加者1）

『スタッフに対して気をつけていることは"ねぎらう"ということですね。それも私だけでなく、ステーションの皆で声をかけあっています。また、送り出すときには必ず声をかけます。スタッフが「行ってきます」って言ったら「行ってらっしゃい」とステーションの皆が自然に声をかける——そんな雰囲気があるステーションになるように』

（参加者3）

3 威圧感を持たない／押し付けない

　3つめの小カテゴリーは〈威圧感を持たない／押し付けない〉である。これも管理者自身のコメントというより、主に参加観察から抽出された小カテゴリーで

ある。参加観察で同行した管理者はさまざまだったが、その個性によらず、すべての管理者の持つ雰囲気に威圧的なものはなかった。また、しぐさ(横に寄り添って話を聞く)や表情(笑顔でうなづく)なども多く、押しつけるような態度もなかった。

『私が管理者になった当初はもっと管理的でしたね。自分に余裕がないからスタッフのことも信用できず、常にステーション内に目を光らせてチェックして……。ものの言い方も上から押さえつけるような感じだったと思います。とにかく、管理者である自分自身にミスがないように頑張ってきました。年数を重ねてきて少しずつ自分も変わり、看護師としてのキャリアを離れてきた人たちにどういうスタンスで接すればいいかを考えていたとき、福祉や介護をはじめ"看護"以外の人から学ぶことがありました。今は上から押さえ込むことはしません。スタッフに言わせると、今でも怒ると相当怖いらしいけど(笑)』

(参加者16)

4 失敗を責めない

4つめの小カテゴリー〈失敗を責めない〉とは、スタッフが何か失敗してしまったときは、その失敗を責めるのではなく、スタッフと一緒に反省し、振り返りをしようという管理者のスタンスである。

『利用者さんに訪問看護中に何かがあって入院してしまったとき、それがスタッフによる"失敗"だったとしても、「次に生かそう!」というのがウチの合言葉。失敗といってもいろいろありますが、最低、事故がないように、また利用者や家族に不愉快な思いさせないようにしようと声をかけあっています。失敗をワザとやる人はいないわけですからね。スタッフのケアが結果的に失敗につながってしまったら、「それを一緒に反省しよう」って言っています』

(参加者16)

5 報告を受ける・話をよく聞く／依頼を受ける

5番目の小カテゴリーは〈報告を受ける・話をよく聞く／依頼を受ける〉である。これも参加観察で多くのラベルが集まった。

まず、熟練の訪問看護管理者は、スタッフの報告を受けるとき、しっかり聞いている。スタッフの話を受け止めることはスタッフの安心につながると考えていた。

また、スタッフが「所長の目でも見てほしい」と同行訪問などを依頼してきたら引き受けていた。同時に、報告は療養者の状況把握のためにも必要であるため、"報告の少ないスタッフ"には注意して報告を促していた。

『ウチのスタッフは私が何も言わなくても、自分からいろいろしゃべるんですよ。よく報告してくれます。私に伝えておけば何かあったときに安心ということがあるんでしょうけれど』

(参加者1)

『基本的に同行訪問はしていません。ただ、難しいケースは「所長に見てきてほしい」「あの利用者さんの状況を共有してほしい」というリクエストが必ずあるので、自分で訪問もします。それから、小児のケースでは「所長が絶対入ってくれ」と言われますね』

(参加者16)

『スタッフからはよく「一緒に行ってください」というメールが入ってきますね。一緒に行けないときは「なんとか時間をつくって訪問してきてください」って』 (参加者2)

6 元気で活気ある何でも話せる風土をつくる

6番目の小カテゴリーは〈元気で活気ある何でも話せる風土をつくる〉である。管理者は訪問看護ステーションの職場風土として「何でも話せる、笑いがある、にぎやかなステーション」を期待している。外であったさまざまなことを、帰って

きてから気軽に話せる雰囲気がステーションにないと、スタッフは力を充電することはできない。

　この小カテゴリーでは、管理者の役割の認識、思いが語られると同時に参加観察からも多くのラベルが集まった。例えば、「帰所したスタッフのにぎやかさ」「我先に話し出す」「笑い声」などである。

　ただ、「何でも話せる」といっても、「療養者の悪口や他者の中傷などはしてほしくない」と管理者は考えており、そのようなことのない職場のつくり方や考え方も含まれる。

『ステーション内でおしゃべりがあって、スタッフの皆が活発に楽しそうにしていれば大丈夫。みんなの会話がはずんで笑い声がたくさん聞こえてくる状況、楽しくなきゃダメだと思う』
　　　　　　　　　　　　　　　　　　　　　　　　　　　　　　　　　　　（参加者9）

『管理者は、バレーボールのチームでいったら盛り上げ役かな。皆のテンションを上げていく。それと同時に選手（スタッフ）皆が精いっぱいプレーできるように支えるマネジャーだと思っている』
　　　　　　　　　　　　　　　　　　　　　　　　　　　　　　　　　　　（参加者3）

『厳しいだけじゃステーションの中がどんよりしちゃう。楽しくて明るければ、風がどんどん入ってくる。これちょっと面倒だけど、わくわくすることでもある』　（参加者1）

『無駄話ではない"おしゃべり"が気楽にできるステーションをめざしています。やっぱり訪問看護を楽しくやってもらいたいというところですね』　　　　　　（参加者11）

『私は「利用者さんのことをそんな風に悪く言うのは好きじゃない」と伝えています。「この職場の中では言いにくい」という雰囲気は、意識的につくらないといけないと思っています』
　　　　　　　　　　　　　　　　　　　　　　　　　　　　　　　　　　　（参加者3）

7 チームワークを大切にする

　7つめの小カテゴリーは〈チームワークを大切にする〉である。働きやすい職場づくりには、チームワークがとても大切になってくる。そういうチームワークをスタッフの人数が少ないステーションであるからこそ、管理者はかなり意識している。お互いの関係性に配慮し、支え合い助け合えるような職場をつくろうとしていた。

『スタッフがチームワークを乱したときは、はっきり注意をします。自分勝手に暴走して、私だけがしんどい思いしていると思っている人もいますが、皆しんどいんです。"しんどさ"って感じ方とか表現との仕方とか、人によってさまざまですよね。だから「しんどいのは私だけ」って言うスタッフがいたら注意しないと……。そういうスタッフの存在で、チームの関係性が悪くなれば、皆やる気もなくなりますから』　　　　　（参加者15）

『毎年、ステーションのグループダイナミックスが変わるような気がします。だから、ひとり悪口を言う人がいると全体が崩れてしまうでしょう。ウチのステーション唯一の自慢というか、ウチの"質"がどこで高くなるかというと、スタッフそれぞれがモチベーションを維持しながら「人の悪口は言わない」というか、「大人である」ところだと思っています。これはとても大切で、人間関係がいいから働きやすいステーションになっていて、ウチの大切な風土。これだけは管理者である私が意識してつくり上げてきたつもりなんですね。スローガンとしては"誰かを中傷するのは許さない、オープンでいこう"かな』　　　　　（参加者16）

8 自分が持っている情報を提供する

　8番目の小カテゴリーは〈自分が持っている情報を提供する〉である。熟練の訪問看護管理者は、スタッフが働きやすいように自分の持っている情報をどん

どん提供している。このカテゴリーも参加観察において、かなり高い頻度で出現していた。

　管理者の持つ情報は「療養者・家族の状況」「今までの経過」「家族の言動」「医師の情報」「新規ケースの情報」「行政との対応」など多岐にわたっていた。しかし、多くの管理者に共通していたのは「全てを管理者が把握していなければならない」という意識ではなかったことである。

『夜間・早朝の定期的な訪問で何かあったときは、携帯当番に療養者の状態を報告します』

（参加者6）

『情報的なところはケアマネジャーからも病院の退院支援室からも来ています。だから、そのあたりの情報は全スタッフがある程度頭に入っています。ただ、私が直接訪問していることが多い利用者の情報などは、私自身が得られた情報を膨らましてスタッフに伝えるようにしています』

（参加者12）

『療養者や家族の情報は、必ずしも管理者が全て把握しているわけではないし、そうする必要もないと思っています』

（参加者4）

スタッフを取り巻く
人々との調整を行う

　大カテゴリー【**スタッフが働きやすい基地づくりをする**】の2つめの中カテゴリーが《**スタッフを取り巻く人々との調整を行う**》である。

　この中カテゴリーは、スタッフが働きやすいように管理者が行う他者への調整や根回しである。特に同じ医療職で看護師に指示（訪問看護指示書）を出す立場の医師との関係はときに訪問看護師のストレスになったり、逆にやりがいにつながったりすることもあるため、管理者は意識して医師に働きかけている。

　この中カテゴリー《スタッフを取り巻く人々との調整を行う》は、以下の2つの〈小カテゴリー〉で構成されている。

1　医師とうまくやれるように働きかける

　「医師とうまくやれる」というのは"訪問看護のやりやすさ"につながるため、訪問看護師にとって重要である。病院における医師との対等な、または何でも言い合える関係性を、在宅にそのまま持ち込んでも困難なことが起こることがあると管理者は知っている。

　そのため、医師との付き合い方についてスタッフに働きかける。「医師の性格などによってどのように付き合うか」「チームとして医師とどのように関係性をつくっていくか」などを、スタッフのやる気を損なわないように慎重に伝え、自ら医師との同行訪問をすることでスタッフにその関係性を見せたり、医師とつないだりする。

　しかし同時に、管理者はスタッフだけでなく医師側にも働きかけ、医師に訪問看護を知ってもらうような働きかけを行っている。そこには「医師を地域で育てる」という意識があり、これは熟練の訪問看護管理者に共通する意識である。

『在宅では病院の中での医者との付き合い方と違うしね。在宅ならではの医者との付き合い方というのも訪問看護の特色。自分の要求したやり方で医者が動いてくれないと、"あの先生はダメ"って決め付けちゃうスタッフって案外いる。だから、病院の中での医師との距離と訪問看護での医師との距離の違いを教えて、スタッフのやる気を崩さないようにうまい付き合い方を伝えている……、それって管理者の役割の大きな要素だと思う』 (参加者1)

『新しくスタッフが入職したら、まず医師には連絡を入れます。特におなじみさんの医師には、スタッフと一緒にご挨拶に行く。その後もさりげなく「先生、どうですかね、あのスタッフ?」と尋ねてみます。医師って結構ストレートにスタッフの評価をしてくれるので、それを参考にして、さりげなくスタッフのフォローをしてみたり……』 (参加者5)

『新しいスタッフが入ってきて、病院にいたときと同じような感じで開業医にがんがん言うと、「なんだ、あのステーションは!」ってことになるので、その点は注意しています』 (参加者9)

『スタッフが医師と組むとき、初めての医師の場合、必ず時間をつくって一緒に行き、「お願いします!」って顔合わせをしてつなぎます。(病院のカンファレンスで)全部医師から引き出しておかないと看護の出番は何なのかという確認ができないので意識的に確認しますね。地域の医師も育てていくというか、地域のリソースとして育ってもらうというか』 (参加者2)

2　他職種への調整や根回しをする

　中カテゴリー《スタッフを取り巻く人々との調整を行う》の2つ目の小カテゴリーは〈他職種への調整や根回しをする〉である。

　調整や根回しとは、スタッフが地域で活動する際に動きやすく、話が通りやすくなるように、スタッフが関わる事前または事後に、管理者が連絡してお

く、話をつけておくなどの動きである。調整や根回しは前述した医師だけでなく、他職種（ケアマネジャー・ヘルパー・行政担当者・病院の看護師など）にも行う。具体的には、参加観察で多く抽出された「担当者会議に向けた行政への連絡」「ケアマネジャーへの連絡」「退院時カンファレンスで患者の病状の受け止め方の病院看護師への確認」などがある。

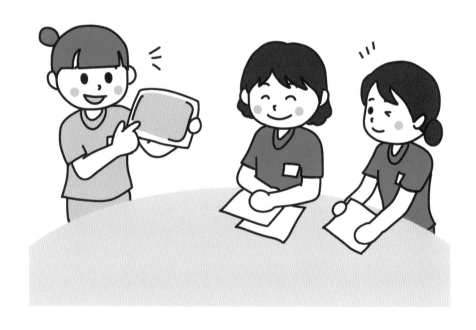

管理者としての基本姿勢を持つ

大カテゴリー【スタッフが働きやすい基地づくりをする】の3つめの中カテゴリーが《管理者としての基本姿勢を持つ》である。

このカテゴリーは看護管理者として求められる基本的姿勢と考えられる内容であり、一般的な看護管理者に求められるものと訪問看護ステーション管理者に特有なものとがあった。

この中カテゴリーは、以下の5つの〈小カテゴリー〉で構成されている。

1 責任者としての役割を果たす

この小カテゴリーは訪問看護ステーションの責任者として管理者が考えていることや行動であり、通常の看護管理者にも共通する事柄である。すなわち、物事の決定、トラブルへの対応、スタッフの対外的な行動に対する責任をとること、対外的にスタッフを守ること、スタッフを公平に扱うこと、自分の尺度でスタッフを判断しないという心構えなどである。

『担当者会議の中で、ある程度どういう内容で話を進めていくかについては"私がきちんと責任を取るからね"とスタッフに話しました』 （参加者4）

『係長で判断できないことがあると、管理者である私に上がってきます』（参加者13）

『例えば、スタッフのケアについて、利用者や家族から、どうしても理不尽としか思えないことを言われたら、"お言葉ですが……"とやりあうこともありますよ。でも、そんな喧嘩のようになって訪問看護中止となったことは、今まで一度もないです。最後

にはその利用者・家族とも必ず仲よくなるんです。だって、私たちは利用者"その人"のために看護を提供しているし、管理者の私としてはスタッフのことも思って訪問看護をしているから。基本的には、スタッフを守るスタンスでいます』 （参加者15）

『私の反省なんだけど、自分の尺度で考えちゃいけないな、と思っています。例えば、管理者である私が休んでないから、休みにくいと思っているスタッフもいるみたいで……。ステーションには、いろいろな人がいるから自分の尺度だけで見ちゃいけないんですよね』 （参加者9）

2 理念やビジョン、方向性を示す

　2つめの小カテゴリーは〈理念やビジョン、方向性を示す〉である。管理者はリーダーとして、ステーションの理念やビジョン、方向性を示していた。ただ、理念やビジョンは固定しているものではなく、例えば療養者の支援の方針などにも管理者が時に介入して、スタッフ了解のもと、変更するときもある。参加観察でも「ビジョンを示す」「理想を語る」などのラベルが集まった。

『自分のビジョンを"常に話す"ことを大切にしています。管理者として方向を明確にするということですね。スタッフ皆がどっちを向いたらいいかわからなくならないようにするためでもあります。ビジョンに基づいて「具体的に何をやっていったらいいか」「今年は特に何をやるか」ということを明確にします』 （参加者10）

『ウチの事業所の目標は、ホスピスケアができるスタッフの育成です。当ステーションはホスピスケアを特徴としているので、スタッフにはホスピスケアを学んでほしいと思っています』 （参加者2）

『さまざまな利用者がいるので、基本的にはスタッフが話す利用者の情報を信用しています。ただ、話の中から"この利用者はスタッフが考えているのと違うのではな

いか……"と思うときがあり、そういうときは「その利用者さん、あなたが思っているのとちょっと違うかもしれない。確認しに訪問してもいい?」とスタッフに聞いて、訪問してみると、その利用者への看護の方向性がグルっと変わってしまうこともあります。ただ、そういうときでも、"こういう展開もある"とわかってもらいたいので、決してスタッフが間違っていたと叱るわけではないです。前向きに捉えることが大切だと思っています』

（参加者16）

3 経営的な視点を持つ

　3つめの小カテゴリーは〈経営的な視点を持つ〉である。このカテゴリーは、直接的に経営のことを考えるという点で訪問看護ステーション管理者に特有なものである。ステーションの管理者は全てが経営者ではないが、経営に責任を持つ者として、経営的な視点は重要である。

　"収益を上げる"ことに関する管理者のスタンスは一様ではない。例えば、「訪問件数をあまり上げなくても十分やっていけるのでスタッフにはノルマを課さない」と言う管理者もいれば、「スタッフも営業の意識を持つことや自分の訪問の対価はいくらなのか関心を持たなければならない」という管理者もいる。しかし、さまざまな管理者に共通するのは"始めに収益ありき"ではないということであった。「地域のニーズに丁寧に応えていれば、必ず収益は上がる」「質の高い看護を提供すれば経営は大丈夫である」という"始めに看護ありき"の姿勢を全ての管理者が共通して語った。

　この小カテゴリーでは「法人の違いによる実情」「経営上のスタンス・考えと共にスタッフに持ってほしい視点」のラベルも集められた。

『一生懸命看護を提供していたらステーションの経営はなんとかやっていけます。でも、介護報酬などの加算は効果的に取らないと……。そういう視点も大事です』

（参加者6）

『収入に関してはそれほどガツガツしていない。どうしてもお客さん（利用者）確保ということではないんです。ビシバシと訪問を入れて、スタッフをガンガン働かせて、ステーションの収益が上がることがそれほど"益"とは思えない』 （参加者2）

『自分のところからスタッフが抜かれたり、他のステーションと統合されたりということがあるんですよね。だから、スタッフにも経営感覚を持ってもらいたい。好きな訪問看護を続けるために、ちゃんと結果を出していかないと……』 （参加者13）

『訪問看護ステーションは独立採算のところが多いので「自分たちの給料は自分で稼ごう」という意識があると思います。訪問看護を始めたときから、そういう視点はみんな持っていますしね』 （参加者14）

4 　自分の訪問も管理に活かす

　4つめの小カテゴリーは〈自分の訪問も管理に活かす〉である。ほぼ全ての管理者は管理業務だけでなく、訪問看護師として自らも実践も行っていた。その理由の多くは、後述する大カテゴリー【**トライアングルの中にある価値の双方向性の確信により三者が活かし・活かされる**】ところにある。

　この三者というのは「管理者」「スタッフ（看護師）」「療養者・家族」であって、トライアングルの中にいることは"自分も実践者として活かされること"につながる。そして、管理者である自分が"したい実践"も管理に活かしている。管理者はスタッフのモニタリングから間接的に"訪問看護の実践"に関わっているが、自ら実践に出ることで現場感覚を失わないことを大切にしていた。そこには、療養者やスタッフに起きていることを「理解したい」「共感したい」という大きな理由があった。

　『現場に訪問すると、利用者の生の声が聴けますからね。そこから「いい看護をスタッフたちがしているんだな」と思うことができ、それをスタッフに直球で返せますか

『らね』

（参加者15）

『訪問しないと、スタッフのつらさがわからなくなるんじゃないかと思います。利用者の状況はミーティングでわかるかなと思うけれど、スタッフの業務量のつらさなどは実践をしていないと、やっぱりわからなくなる。「ちょっと見えていたい」という気持ちが強いです』

（参加者11）

『現場を見ることで初めて、スタッフの大変さなど見えてくるものがあります』

（参加者16）

『感覚がずれちゃうんですよね、訪問を全然しないで、スタッフからの話だけを聞いていると……。どこか方向性が違うような気がしてくる。相手の反応の仕方とか、現場でしか見えないものがあるじゃないですか。例えば、スタッフが利用者について強く話していることがあるんだけれど、その理由を上手に話せないときがあります。そういうときって、現場を見ていないと的確な指示をすることができず、スタッフが混乱してしまう』

（参加者13）

5 どうしても訪問看護に向かない看護師にも悩みながら関わる

　最後の小カテゴリーは〈どうしても訪問看護に向かない看護師にも悩みながら関わる〉である。

　これは管理者がスタッフとの関わりで一番悩んでいる事柄である。訪問看護に向かない看護師は、管理者が期待する"近づき寄り添う看護"（34ページ参照）に気づかない。そこで、管理者は大カテゴリー【"近づき寄り添う看護"ができる看護師として活かす】関わりをする（後述）。それでも、変化がない看護師に対して、管理者はどのように関わるか悩んでいる。

　管理者の評価は「この人は訪問看護には向かない」というものでも、だからといって"退職勧告"まではなかなかできないものである。もっとも退職勧告をし

なくても、「自分で"訪問看護は合わない"と思って辞めていくスタッフもいる」という管理者もいた。

『訪問看護に初めて来る看護師は、ベテランであるほど難しいと感じることが多いですね。看護師以前の"感性"の問題もあるんですが……。訪問看護に来て、何年もやってもやっぱり変わらないという人もいます。利用者さんの気持ちのゆれにハッとしないタイプなんですよね』

（参加者3）

『利用者さんやご家族に対して自分が指導したとおりにならないことが多いと行き詰ってしまうスタッフがいます。何かとクレームがあるのも彼女ですが、看護師としての経験年数があるので、今から考えを変えていくのは難しいように思います。そして、彼女をなかなか変えていくことができない私自身も"まだまだ"と思っています。それが私の課題です』

（参加者14）

後ろ姿を見せる

　ここでは大カテゴリー【後ろ姿を見せる】について解説する。このカテゴリーは「スタッフを活かすために管理者が行っていること」の2つめのカテゴリーである。

　管理者は実践者でもあるので、手とり足とり教えるのではなく「自分の後ろ姿を見て育ってほしい」と考えている人も多い。この中には「"同行訪問"という形で自分の看護を見せる」「事例検討会やサービス担当者会議での自分の発言を聴いてもらう」など、さまざまな場面で"自分の看護に関する考え方や動き方"を「自らの後ろ姿を見せる」形で行っていた。

管理者の
後ろ姿を見せる

　この「後ろ姿を見せる」関わりに関しては、実際に意識して行っている管理者とあまり意識していない管理者がいたが、参加観察からは、管理者が無意識であっても後ろ姿を見せている状況がスタッフに好影響を与えていたことは確かだった。

『スタッフには、私の"後ろ姿"で感じてほしいなって思っています。急な訪問や依頼があって大変なときでも、訪問看護師へのニーズがあれば、ちょっと犠牲を払ってでも利用者のニーズをかなえることがやりがいにつながる、そういう感じなんだよって感じてほしい』

（参加者 1）

『管理者としての私もいるけれど、一訪問看護師としての私もスタッフには負けられないかな。現場の訪問看護師として走りたい自分がいて、そういう後ろ姿をスタッフたちに見てほしい。管理者としてはもちろん、スタッフより"先に走っている者"として背中見てほしい、という気持ちが基本にあるので、意図的に後ろ姿を見せようとか、あまり操作はしていません』

（参加者 16）

IV

スタッフを活かすための
3つの関わり方

IV章では、訪問看護管理者が実践している「スタッフ（看護師）を活かすための3つの関わり方」について解説する。ここには7つの大カテゴリーのうち3つ、【④"近づき寄り添う看護"ができる看護師として活かす】【⑤1人ひとりの看護師が持っているものを活かす】【⑥地域の存在感あるリソースとして活かす】がある。

"近づき寄り添う看護"が
できる看護師として活かす

　ここでは、大カテゴリーの1つ、【"近づき寄り添う看護"ができる看護師として活かす】について解説する。このカテゴリーは、訪問看護管理者が実践している「スタッフ(看護師)を活かすための3つの関わり方」の1つめの大カテゴリーである。

　第Ⅱ章で示された大カテゴリー【期待する訪問看護師像を示す】にもあるように、管理者が経験上持っている確信から表された"期待する訪問看護師像"が基盤となり、スタッフが"近づき寄り添う看護ができる"ための関わりを管理者は行っている。

　この大カテゴリーは、以下の3つの中カテゴリーで構成されている。

《"近づき寄り添う看護"の視点ならば支持的に関わる》

《看護師本位や医療職として疑問があるときは問題解決的に関わる》

《スタッフのモチベーションの維持をはかる》

　ここでは、これら3つの《中カテゴリー》について詳説する。

"近づき寄り添う看護"の
視点ならば支持的に関わる

　大カテゴリー【"近づき寄り添う看護"ができる看護師として活かす】の最初の中カテゴリーが《"近づき寄り添う看護"の視点ならば支持的に関わる》である。

　このカテゴリーでは、医療職としての役割のとり方や、"オンリーワンの看護"の視点、すなわち"近づき寄り添う看護"の視点がスタッフにあるときは、管理者の関わりは支持的であり、自由に伸び伸びとスタッフに看護を行わせていた。それを分析した結果、以下の5つの小カテゴリーが構成された。

1　見守る／待つ

　最初の小カテゴリー〈見守る／待つ〉のうち〈見守る〉は、主に参加観察のデータから抽出されている。スタッフとの同行訪問の際、スタッフが提供している看護を〈見守る〉、スタッフ同士の発言やディスカッションを〈見守る〉など、そこには口や手を出さずに〈見守る〉管理者の姿がある。

　一方、〈待つ〉については、インタビューのデータからも抽出されている。「スタッフの気づきや自主性などを〈待つ〉ことが重要である」と、多くの管理者は話す。

『看護師1人ひとりが皆の中で自発的にやっていくことが大事だと思うんですよ。管理者の私から"やってみたら"って言えば早いけれど、そうじゃなくてね。本人が"やります"って言うのを待っているんです。看護師として伸びていく要因とか伸びるチャンスとしては、自分という"ひとり"をきちんと待つことが大切ですから』　　　(参加者2)

『在宅酸素(HOT)を導入する判断が遅いかな、と思うスタッフがいます。私はもう少

し早い時期に入れたらどうだろうと思っていたので、今までの私なら"とろい、もっと早くせな、あかん"と言っていたでしょう。でも、今は"そんなに早く入れなくてもいいかな"とスタッフの判断を待てる。結果オーライなら判断が遅いと思わないようにしました。このときは、利用者は"あんたらに助けられたわ"と言ってくれました。だから"いい判断だったのかな"とも思うしね……。今はスタッフの看護師としての直感を、後ろから応援できるようになったと思います』

（参加者15）

2 ほめる／賞賛する

　2つめの小カテゴリーは〈ほめる／賞賛する〉である。参加観察のデータにおいても、インタビューのデータからも、管理者はよくスタッフをほめているのが明らかだった。スタッフに自信を持たせ、自己効力感を高め、意欲をつぶさないことを意識して行っていることもあるが、参加観察からは日常的にも「すごいね」「さすがだね」などの言動がみられている。

　スタッフ本人を直接ほめるだけでなく、例えば医師にスタッフを紹介する際にもほめて紹介することで、スタッフにプライドや自信をつけさせようとする意図も感じられた。

『ほめてあげてこそ、皆、がんばる』

（参加者7）

『ほめるときは、スタッフと1対1で"よかったよ、最高やった"って言います。嬉しそうにしていますよ。やっぱり、一番はほめて自信を持てばいいんだと。"一日一ほめ"はしています。どんな形でも。"笑顔がいいね"とか。ほめるとスタッフは"これでいいんだ"と思える。ほめ言葉というのは何ぼもらってもいいもんです』

（参加者15）

『スタッフを医師に紹介するときは一緒に行って、スタッフをすごくほめています。そうすると、ちょっと自信がついて、それからは医師ともやりとりできるんですよ。だか

ら、そのへんは意識しています、期待を込めてね。この訪問看護ステーションの所長の私から推薦受けたということで、本人にプライドがつくというか、自信がつくというか』

（参加者2）

3 認める／同意する

　3つめの小カテゴリーは〈認める／同意する〉である。これも管理者自身のコメントというより、主に参加観察から抽出された。参加観察で同行した管理者はさまざまだったが、その個性によらず、すべての管理者の持つ雰囲気に威圧的なものや押しつけるような態度はなかった。しぐさ（横に寄り添って話を聞く）や表情（笑顔）などが多かった。

『スタッフの中には、いくらきちんとやっていても気持ちの中では"本当に大丈夫だろうか"と思いながら仕事している人もいます。"不安がある"というのは話を聞いていてわかるので、"あなたの今のやり方で大丈夫だよ"って認めてあげるんです』

（参加者11）

『スタッフのほとんどは他己承認、他者にほめられたいという思いを持っている。ほめられて自分の価値が維持できる。ウチのA看護師は自分の"承認のコップ"を持っていて、それは上司に認められるということ。"前の職場で去っていく人たちがいる中、こんなに私は頑張っているのに、上司が認めてくれなかった"というのがあって……。同僚にいくらほめられてもやっぱりトップなんですよね。トップの言葉は響くので大事にしないと』

（参加者15）

4 共感する

　4つめの小カテゴリー〈共感する〉とは、スタッフの思いや、考え方、状況の

報告に共感的な理解を示すことである。この小カテゴリーは、主に参加観察の
データから抽出された。

　スタッフからの報告に対する「ほんとにそうよね」「私もそう思う」など、スタッ
フが自分のケアを振り返って「よくわかっていませんでした」という発言に対する
「私もまだよくわかっていないこともあるから」など、利用者の状態で「嚥下困
難が進んできていて怖い」という報告に「そうよねえ。むせると怖いものねえ」な
どの共感する言葉が集められている。

　なお、スタッフの困難な状況への共感的理解は別のカテゴリー（80ページ）に
分類してある。

5　任せる

　5番目の小カテゴリーは〈任せる〉である。管理者はスタッフに自信を持って
看護をしてもらうためには〈任せる〉ことが必要であると考えている。スタッフが
担当として責任を持って看護を展開するためにも〈任せる〉ことは必要である。

　もっとも「受け持ち制」を取っている訪問看護ステーションばかりではない。し
かし、受け持ち制でなくても、スタッフに「判断を任せる」「選択を任せる」こと
は重要である。

『利用者への初回面接には私は行かないでスタッフに任せます。"まずはこうしてき
なさい"って基本的なことだけアドバイスして、後はスタッフ自らが利用者とコミュニ
ケーションをとって説明できるようになってほしいと思っているからです』

（参加者7）

『みんな考え方が違うし、スタッフはそれぞれ"よい選択をしよう"と思っているわけ
です。私に経験があるからといって、スタッフが自分の経験から"こうじゃないです
か？"と言ってもそこを認めないんじゃなくて逆にやらせてみる。それは遠回りかもし
れないし近道かもしれない。そこはスタッフに任せます』

（参加者15）

『"自分は任せてもらっている"というのがスタッフのモチベーションになると思うので。その代わり、"わからないことは何でも聞いて"って言っています』　　　　（参加者12）

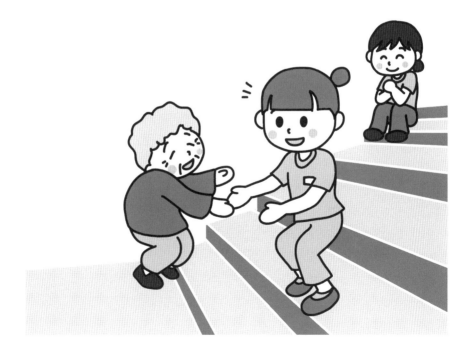

看護師本位や医療職として疑問があるときは問題解決的に関わる

　大カテゴリー【"近づき寄り添う看護"ができる看護師として活かす】の2つめの中カテゴリーが《看護師本位や医療職として疑問があるときは問題解決的に関わる》である。

　この中カテゴリーは、管理者は通常、スタッフに対して「可能な限り任せよう、自由にのびのび看護をさせよう」という支持的スタンスであるが、問題解決的スタンスで関わることも非常に多く見られることを示している。この「支持的」と「問題解決的」の境目は、そのスタッフが実践している看護が"近づき寄り添う看護"の視点で展開されているのか、いないのかという点である。すなわち「医療職として判断や行動はどうか」「専門職として適切なのか」という点において「確認や指導が必要なのではないか」と管理者が感じたときや、"オンリーワンの看護"において「看護師本位で動いたり、看護を展開しようとしているのではないか」と感じたときであった。

　この中カテゴリー《看護師本位や医療職として疑問があるときは問題解決的に関わる》は、以下の6つの〈小カテゴリー〉で構成されている。

1　問いかける／確認する

　管理者はスタッフの報告を聞きながら、または聞いた後に、自分でも療養者の状況を見極めて判断したり、スタッフの判断やケアの妥当性の確認のための情報収集を行ったりする。この小カテゴリーは、スタッフが「"近づき寄り添う看護"の視点ではないから問いかけ・確認する」というよりは、その判断のための管理者の情報収集行動である。

実際に「問いかける／確認する」内容は、療養者の状態・スタッフの判断・ケアの方法などであり、参加観察によるデータも多く集まった小カテゴリーとなった。

『訪問看護の経験が長いけれど週2回しか出勤しないスタッフには、"ここはどうなっているの？"と具体的に聞きます。大筋から入っていくと話が見えてこないので……』

（参加者10）

"バイタルの数値、どのくらいだった？"という具体的なものを聞くのではなく、"○○さん、どうだった？"と大まかな感じでスタッフに問いかけて答えを待ちますね。そして、返ってきたスタッフの答えの中に私の欲しい情報がなかった場合、さらに細かな質問をします』

（参加者9）

2 気づきを促す

　中カテゴリー《**看護師本位や医療職として疑問があるときは問題解決的に関わる**》の2つめの小カテゴリーは〈気づきを促す〉である。

　管理者は基本的に「スタッフに気づきを促したい」という考え方を持っている。できるだけ指摘や指導ではなく、スタッフが自ら気づいてもらうために、「問いかける」「見せる」「ヒントを与える」「希望を伝える」「管理者の気づきとして投げかける」「フィードバックする」などを行う。これらは「自分で気づかなければ学ばない」という考えからであり、スタッフの意欲を失わせないためでもある。

　参加観察で得られたデータは、管理者の意図もインタビューにおいて抽出された管理者の意図でも裏付けられた。気づきを与える場面としては事業所内だけでなく、同行訪問でもみられた。

　管理者がスタッフに気づいてもらいたい事柄は、"近づき寄り添う看護"の内容である"医療専門職としての役割"と"オンリーワンの看護"に関することで多岐にわたる。

『"本人が気づかないと意味がない"と思っているので、最初は"ここはどうなんだろうね？"と返したりします。観察点や家族に伝えたことが不十分と感じたときは"次の訪問いつだっけ、それで大丈夫？"とより深く考えることをスタッフに促します』

（参加者4）

『家族への関わりやコミュニケーションのとり方で、スタッフ本人が"あまり自覚していないかな"と思ったときは、"今日の訪問どうだった？"と繰り返し聞きますね。あとはタイミングをみて、訪問への同行です。そこには"自分の関わりを見せよう"という意図もあります』

（参加者5）

『気づきを促すような感じでスタッフに聞きます。今日訪問したら、次の訪問まで1週間行かないわけだから、その間に何かあったらどうするのかを自分で気づいてもらいたい。スタッフは皆、個性的だから、管理者である私が"教える"というよりも、自分から気づいて"自分でやってるんだ"と思ってもらいたいんです』

（参加者9）

『フィードバックは場面場面でしているかな。事業所でのスタッフとの面接は半年に1回していますが、そこで結局、抽象的に"あなたはこういう人ね"と言っても全くダメだと思うので、そのときに出会ったケースで"スタッフはどう対処したか"という場面でフィードバックします』

（参加者16）

3 提案する／助言する／促す

　3番目の小カテゴリーは〈提案する／助言する／促す〉である。前項の〈気づきを促す〉スタンスと共に、管理者のスタンスはできるだけアドバイス的、助言的に、というスタンスである。特に〈提案する／助言する／促す〉はさまざまな場面で観察されており、〈気づきを促す〉と共に管理者の関わり方の1つの特徴といえる。

『"そこではお父さん（療養者の高齢男性）、こんなふうな気持ちだったんじゃないの？"とか、その上で、"こうしたほうがもっとよかったんじゃないかな"とか"効果的だったんじゃないかな"とか、ホントにさりげなく言っています』

（参加者5）

『指導というより助言的にスタッフに伝えています。あまり指導的には言えない自分もいるので……』

（参加者10）

『管理者として思うのは"必要なときに必要な助言ができたらいいのかな"ということですね』

（参加者6）

4 指摘する／指導する

　4つめの小カテゴリーは〈指摘する／指導する〉である。管理者は「頭ごなしの上からの指導・指摘はぎりぎりまで行いたくない」というスタンスである。指導・指摘が必要になるときは「療養者の状態の判断に関わること」「緊急性が高いこと」「療養者や家族の心情の理解不足があること」「看護技術が決定的に不足していること」などがある。さらに、スタッフがなかなか"近づき寄り添う看護"を理解できないときにも指導を行う。厳しく指導や指摘をするときには、その後にフォローも行っていた。

『よっぽどじゃないと"頭ごなしに指摘する"ことはないですね。指摘するときは、療養者優先じゃなくて看護師が自分の都合を優先したときです。それってありますよね、訪問看護だと。例えば、自分が週休だったとき、その日に予定されている療養者の訪問を中止しちゃうとか。でも、それはこっちの都合でしょ。それから"技術的なこと"でももちろん指摘します。例えば、尿道カテーテルを膣に入れてしまったり……。観察していればわかるはずでしょ。自分本位のときと療養者から信頼を失うようなことをするとき、この2点ですかね』

（参加者5）

『スタッフが（療養者のことを）あんまりわかんないと指摘しちゃいます。（療養者と家族の気持ちや問題の根っこを）こんなに掘り下げているのに、もう、ここに根っこが出てきているのに、（スタッフは）わからないの。ほんとは（指摘なんか）したくないんですけど。ただ、気がつかないときには教えないとダメな場合もあるので……』

（参加者13）

『療養者（の状態が悪化してしまうなど）に関わるときはもちろん指摘しないといけない。あまり影響を与えないようなら、もう少し様子をみようということになるのかな』

（参加者14）

5　深く事例検討を行う

　5番目の小カテゴリーは〈深く事例検討を行う〉である。気づきや振り返りはさまざまな場面で提示するが、療養者に対する看護について検討が必要なときは「事例検討会」「カンファレンス」などの機会を利用する。それによってスタッフが気づいていくことも多い。そのため、管理者は深い「事例検討」や「カンファレンス」を重視している。

『当事業所では、1人ひとり具体的な報告ができるように当番制で事例検討会をしています。事例を通してどういうふうに考えるか検討しているうちに、"見える答え"と"考えていきたい答え"が必ず出てくると思うんですよね。皆が事例を出して考える、それが大事。そして課題が残ったら、そこはもう1回事例検討をやりたいね、振り返りをしながら……。それも大事です』

（参加者12）

『以前は関わるスタッフだけで事例検討会をしていましたが、今は事業所のスタッフ全員で事例検討会をやっています。自分がやってきたケアを言語化して、皆の前で話して、さらに何に困っているのかなど、それぞれの看護観で話すようにしています』

（参加者10）

6 同行訪問に用い方がある

　6番目の小カテゴリーは〈同行訪問に用い方がある〉である。新人看護師の育成のときに効果的に用いている「同行訪問」であるが、訪問看護ステーションに新入職するスタッフの中には看護師経験を重ねてきたベテランもいる。そのようなスタッフへの関わりの時には、「同行訪問」の用い方に管理者それぞれの考え方があった。

　管理者が自ら、スタッフのケアや療養者・家族との関わり方を確認したい場合は、「どんなベテランでも同行する」という管理者がいる一方、「全く同行訪問はしない」という管理者もいた。また、同行訪問をする管理者の中には「スタッフのチェック」だけではなく、スタッフの困難な状況に関わって実践を行うというスタンスもあった。

『スタッフが一番困っている場面に一緒に行って、そのときにできることを丁寧に伝えていかないといけないと思っています。そういうときは"場面"を一緒に捉えないと難しいので同行しますね』
（参加者3）

『スタッフの看護をチェックするのは、やっぱり訪問同行ですね。それもタイミングを見計らって、"いかにも（あなたの看護を）チェックしているわよ"というのを匂わせないようにしてね。"あの利用者さん、前ら気になっているんだ。同行していい？"みたいな感じでね』
（参加者5）

『患者さんの病状が"変化"してきたときは、"看護が適切に行えているか"を（スタッフと）違った視点からみたほうがいいと思っているので同行しますね。それから、スタッフが"困っている"と相談してきたときは、なるべく早い段階に同行して、（スタッフと）具体的に話し合ったほうがいいと思っています』
（参加者10）

『同行訪問は全くしません。私が一緒に行くと"あなたが中心にケアしなさいよ"とい

くら言ってもスタッフが頼ってしまうからです。ベテランが同行したときもそうですね。そうすると、そのスタッフのいつもの力は見られない。訪問は、初回からプライマリーの担当看護師がするべきですし、療養者や家族に対して"最初から自分だけで訪問するんだ"というのをビシッと植えつけるためにも同行しないようにしています。それがスタッフのモチベーションを上げるのにも役立っているように思います』（参加者16）

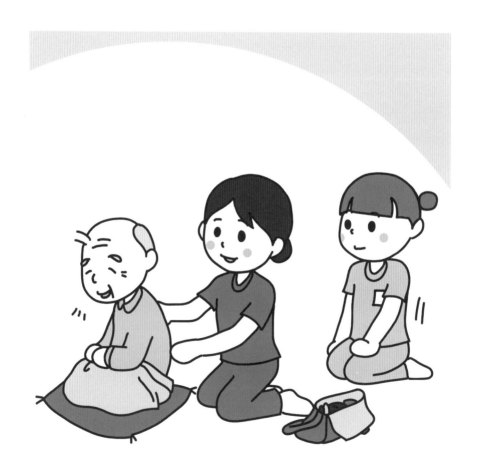

スタッフのモチベーションの維持をはかる

　大カテゴリー【"近づき寄り添う看護"ができる看護師として活かす】の3つめの中カテゴリーが《スタッフのモチベーションの維持をはかる》である。これは管理者が自分の関わり方で最も意識しているカテゴリーといえる。

　スタッフが意欲を失わず訪問看護を楽しめるように、支持的な関わりのときはもちろん、問題解決的な関わりの中でも管理者が常に意識している事柄であった。このカテゴリーは、この2つの関わりを通して、全体に流れる管理者の意識である。

　この中カテゴリーは、以下の3つの〈小カテゴリー〉で構成されている。

1　スタッフの自主性を期待する

　管理者が全て動かすのではなく、スタッフが自主的にものごとを判断したり、行動したりすることを管理者は期待している。この小カテゴリーは「スタッフが自由にやりたい看護を展開するためにも自主的であってほしい」という管理者の思いである。

『皆の中で自発的にやっていくことが大事だと思っているんだけども……。例えば休みの入れ方とか』
(参加者2)

『スタッフに任せていますね。"スタッフに自主的にやってもらいたい"というのは私の願いなんで……。全部、私が指示を出さなきゃいけないステーションはダメだと思っているんで……。"やらされている"と思うのは、嫌なもんだから』　(参加者13)

『あまり"スタッフをこうして使おう"と思ったことはないですね。"本人がやりたいように
やればいい"と思っているので……。例えば、当事業所では新規のケースの受
け持ちは立候補制にしているんですよ。ときには"この人にトライしてほしいな"と思
うこともあって、そういうときは直接言いますが、基本は立候補制です』　(参加者16)

2　スタッフの意欲を大切にする、つぶさない

　2つめの小カテゴリーは〈スタッフの意欲を大切にする、つぶさない〉である。
この小カテゴリーは管理者が関わりの中で最も大切にしていることである。

　本研究への全ての参加者(訪問看護管理者)が「大切にしているのはモチベー
ション」と話している。「スタッフの意欲を引き出すこと」「せっかく表出できた意
欲をつぶさないこと」「何か意欲を喚起することを提供すること」などを管理者
は意識して行っていた。

　一方で、「ベテラン看護師の意欲の維持をどうするか」については悩む点と
して挙げられていた。

『訪問看護において衛生要因をいくら高めても"いい仕事しよう"という動機にはなら
ないと私の中にはあって……。確かにそれも大事だけれど、むしろ、ワクワクすること、楽し
そうなこと、風がすっと吹いてくるようなことのほうが何かにつながるように思う』(参加者1)

『スタッフの悩んだ決断を、私がガラッと変えたらやる気が阻害されると思うんです。
これって、私が病棟にいたときの婦長が反面教師になっているかな』　　(参加者15)

『"自由にやればいいんじゃないの"というのが基本にあります。スタッフは皆、すご
い力のある人たちなんで、変に私がいろいろなことをかぶせると、たぶん萎縮してや
りにくくなります』
　　　　　　　　　　　　　　　　　　　　　　　　　　　　　　　　(参加者16)

『新人ならいいのだけど、(ベテランの場合)彼女たちのモチベーションを下げないよう

に軌道修正をうまくするのはどうしようかなって悩んでいる。そんな中、大切にしているのはモチベーションですね。多少肉体的に疲れていても、〝こういう看護してあげたい〟っていうのがあれば頑張れる時ってありますよね。でも、モチベーションが下がっているときって、そういうのは難しい』 （参加者9）

3 スタッフの学習の機会やきっかけをつくる

3つめの小カテゴリーは〈スタッフの学習の機会やきっかけをつくる〉である。スタッフが意欲を持って仕事ができるように、スタッフに課題意識を持たせたり、目標を持たせたりするのも管理者の重要な役割だと管理者は思っている。「できるだけ研修会に派遣する」「雑誌などから学習の機会を見つけて紹介する」「認定看護師にチャレンジするよう促す」など、スタッフに対して、さまざまな機会やきっかけをつくることを管理者は意識していた。参加観察においても「FISH（フィッシュ哲学）の紹介をする」「学会の紹介をする」「褥瘡の勉強会を企画する」などのラベルが集まっている。

『例えば、さまざまな学会にスタッフを派遣するのはスタッフ自身の勉強にもなるけれど、個々のステーションのためにもなるということです。それぞれのスタッフが自分の今の課題を整理できたり、何か勉強したいという気持ちに気づいたりもする。そして、認定看護師になってもらって、事業所ではリーダーになってもらったり……。それぞれの自己課題を持って、いろいろな機会に学習することで〝ちょっと進歩できたかな〟というスタッフの実感が大事かな。学ぶことって素晴らしいことだから』 （参加者3）

『今回、A看護師に認定看護師の教育課程を受けてもらったのね。ほかにも研修会など、いろいろなところから学ぶ機会の連絡が来るから、スタッフに〝ちょっと参加してみてくれない？〟って……。スタッフのモチベーションを上げるように振り分けています』 （参加者9）

『教育を受ける機会をきちんとつくってあげることですね。学ぶ機会は大切だから』

（参加者12）

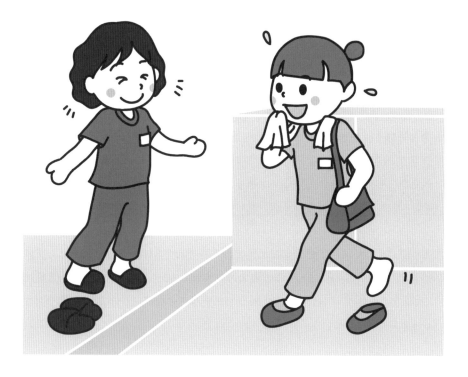

【大カテゴリー⑤】
1人ひとりのスタッフが
持っているものを活かす

　ここでは大カテゴリー【1人ひとりのスタッフが持っているものを活かす】について解説する。このカテゴリーは、訪問看護管理者が実践している「スタッフ（看護師）を活かすための3つの関わり方」の2つめの大カテゴリーである。

　管理者は、スタッフ1人ひとりの個別性を把握し、できる限りその個別性が活かせるように工夫している。いわゆる適材適所であるが、能力や強み・弱みだけでなく、「スタッフを大切にする」という意味も含む。

　この大カテゴリーは、以下の3つの中カテゴリーで構成されている。

《1人ひとりのスタッフが持っているものに応じて関わる》

《スタッフにとって効果的な働きかけのタイミングをはかる》

《1人ひとりのスタッフを大切にする》

　ここでは、これら3つの《中カテゴリー》について詳説する。

1人ひとりのスタッフが
持っているものに応じて関わる

　大カテゴリー【1人ひとりのスタッフが持っているものを活かす】の1つめの中カテゴリーが《1人ひとりのスタッフが持っているものに応じて関わる》である。

　この中カテゴリーでは、管理者がスタッフ看護師の個性を細やかに分析し、性格や経歴から強みや弱みを把握して個別性が活かせるように工夫する働きかけを行っていることが示された。この中カテゴリーは、以下の4つの小カテゴリーで構成されている。

1　1人ひとりのスタッフをよく把握する

　最初の小カテゴリーは〈1人ひとりのスタッフをよく把握する〉である。管理者は常にさまざまな機会でスタッフの性格、強み、弱み、向き・不向きを把握していた。また、そのときスタッフが置かれている状況、精神状態なども常に把握しようとしていた。

『スタッフの把握は割と早いですよ。3カ月もあれば、その人の強み・弱みが見えちゃいますね』

(参加者5)

『スタッフの持っている力量は見極めないと……。これ、自分がスタッフのときには考えなかったことだけれど、管理者になってすごく考えるようになりました。普段の何気ない会話でスタッフの"その人"が見えたりすると感心したり……。力量って変わっていくから、今はこうだけど来年は違うということがあるんで、常に見極めようとしていますね』

(参加者12)

『例えば、H看護師は"自発的にしゃべれない"というのが弱みになるかな。でも、いい感性を持っていて笑顔がとてもいい。皆からすれば"癒しの存在"なんですよね』

（参加者15）

2 面接でもっと深くスタッフを知る

2つめの小カテゴリーは〈面接でもっと深くスタッフを知る〉である。多くの管理者は年に数回の面接を行い、その場を活用し、スタッフの思いや希望、悩みなどを深く知ることを行っていた。

『私は半年に1回の面接をすごく重視していて、1回に1時間ぐらい使うんですね。スタッフに"自分の受け持ちで失敗したこと""今、課題と感じていること""何か勉強したいことがあるか"などを話してもらいます。あるスタッフからは"半年間で褥瘡のことすごく悩んだ"と聞いて、悩みごとを共有できました』

（参加者3）

3 スタッフの持っているものや状況に応じたアレンジをする

3つめの小カテゴリーは〈スタッフの持っているものや状況に応じたアレンジをする〉である。管理者はスタッフの経歴による得意分野を活かしたり、療養者との相性を考慮したりするほか、そのときのスタッフの心理状況や体調などによってもさまざまなアレンジを行っていた。具体的には「受け持ち療養者の決定」「所内研修の担当の促し」「ベテラン看護師への役割の提供」「スタッフへの声のかけ方」など多岐にわたる。

『大学病院の経験しかない看護師だと"胃管チューブを入れたことがない"という人もいます。そういう看護師を今日の訪問には行かせられないですもんね。今日の訪問の目的は胃管チューブを入れることだから』

（参加者6）

『呼吸療法士の資格を持っている最近入所したばかりのスタッフがいます。そんなにパッと感情を出す年代でもないのであまり目立つほうでもない。でも、ひっそりと個別に呼吸ケア教えてもらうのはもったいないから、彼女の力が皆に認知されるようにステーション内で声をかけました』

（参加者3）

『スタッフは皆それぞれ力が違いますから。年数だけでなく、得意分野があって。例えば、終末期ケアに長けている人とか、呼吸器ケアが得意な人とか、その人の強みがあるので、それを活かせれば……』

（参加者16）

4 スタッフの持っているよいものを引き出す

4つめの小カテゴリーは〈スタッフの持っているよいものを引き出す〉である。スタッフの個別性を活かすだけでなく、それによりスタッフの弱みを強みに変えたり、今まで発揮しなかった力を発揮させたりするような管理者の関わりであり、アレンジである。つまり、この小カテゴリーは、弱味の活かし方も含めて"スタッフの可能性を引き出す"という意味も含む。

『経験の多いスタッフにはリーダーシップをとらせたり、大変なケース受け持ってもらったりします。スタッフのBは今までわが道をゆくタイプだったけれど、リーダーになってもらったら変わってきたんですよ。皆のことをよくみてくれるし、自己開示もできるようになってきた』

（参加者10）

『発言が少ないスタッフCにしゃべらせたくて、周りのスタッフに根回ししておいた。特にしゃべりたがり屋のスタッフには、ちょっとブレーキをかけておいてね……。Cが頑張って発言したことに皆で同意したら、やりがいになったようです』（参加者15）

スタッフにとって効果的な
働きかけのタイミングをはかる

　大カテゴリー【1人ひとりのスタッフが持っているものを活かす】の2つめの中カテゴリーが《スタッフにとって効果的な働きかけのタイミングをはかる》である。

　この中カテゴリーでは、スタッフの経験の違いや入職年数、性格をよく把握する管理者が、そのスタッフが体験すべき効果的なタイミングを見計らって働きかけていたことがわかった。体験すべき効果的なタイミングとは、例えば「看取りのケアへの参加」「さまざまな学習の機会の提供」などがあるが、それとともに「本人の気づきの時を見計らって声をかける」というアプローチもある。なお、小カテゴリーは〈その看護師にとって効果的な働きかけのタイミングをはかる〉である。

『看取りのケアで感じることは……たぶんスタッフにとってのタイミングが大切だと思うんですね。そのスタッフが"今、この事例を受け持ったほうが成長する"とか、"今、この事例を受け持つとプレッシャーが強くて落ち込んでしまってプラスにならない"などのタイミングです。それぞれのスタッフによって、その"タイミング"が違うような気がしてます』

（参加者3）

『タイミングを見計らってスタッフに関わることは、もちろんあります。本人が"さらなる成長を！"と求めている時期があると思うし、そこは大切にしていかなきゃと思っています。1人ひとりのタイミングを大事にしています』

（参加者5）

1人ひとりのスタッフを大切にする

大カテゴリー【1人ひとりのスタッフが持っているものを活かす】の3つめの中カテゴリーが《1人ひとりのスタッフを大切にする》である。

管理者は自分が管理する事業所のスタッフである看護師を基本的に"大切な存在"であることを自覚しており、「1人ひとりを大切にしたい、支えたい」という思いを持っている。ここは大カテゴリー【1人ひとりのスタッフが持っているものを活かす】の根本となる、管理者のスタッフに関わる際の思いやスタンスを表している。

この中カテゴリーは、以下の4つの〈小カテゴリー〉で構成されている。

1 スタッフを信頼する、自信を持ってほしいと思う

管理者は、スタッフが基本的には資格を持ち、経験を持っている専門職であるということを信頼している。そして、自信を持つことが大切だし、自信を持ってほしいと思っている。また、皆"プロである"という信頼感がなければ1人で訪問をしてもらうことはできないと考えている。さらに、信頼するためには"嘘をつかないでほしい"という希望もある。

『基本的には、スタッフ皆を信じることで管理者である自分も楽になる。"あの人、今日訪問に行って大丈夫かしら"とか"あの子、まだ訪問2回目なのに、あの患者さんのケア大丈夫かしら"と思っているとキリがない』 （参加者4）

『私がスタッフにいつも"あなたが利用者さんに言ってきたこと、そして記録を全面的に信頼してサポートしていきます。できなかったことは絶対叱らない。でも、その代

わり、見ていないことを見たとか、中途半端なことだけはやめてほしい。あなたを信頼するために頑張ってほしい"と言っています』

（参加者16）

『スタッフには"あんたらの直感が全て正しいから、直感を信じてやってくれたらいい。確実に本人ために良かれと思ってやっている、その直感はきっと利用者のためにと思ってしたことでしょ。だからすばらしい"と言っています。スタッフを信頼していることを伝えると、それが自信につながるんじゃないですかね』

（参加者15）

2 スタッフの困難感を理解している

2つめの小カテゴリーは〈スタッフの困難感を理解している〉である。管理者はスタッフが1人で訪問を行うに当たってはさまざまな困難があることを理解している。例えば、「夜間の携帯当番の大変さ」や「利用者や家族との関係性などの悩み」を共感的に捉えていた。

『神経難病の療養者さんは気を遣いますよね。"私たちにもカウンセラーいたらいいのに"って皆で話すことがあります』

（参加者6）

『夜間携帯当番のときに利用者から呼ばれたときの葛藤はありますよね。"電話だけで済ませられないかな"という気持ちになると思います。その葛藤はわかりますが、もう少し事情を聞いて欲しい』

（参加者3）

『訪問に行っているとき、もしスタッフが何かの問題で家族に突っ込まれたら"つらいだろうな"って思ってしまいます。だから、しっかりフォローすることが大切です』

（参加者1）

『困難ケースは管理者である自分もその家に行ってみます。すると、事情がよく見えて、"これは大変だぞ"と思う。そういう自分の姿を見て、スタッフも"ああ、わかって

くれた……"って。口で言うより、もっとスタッフたちの気持ちを共有することができるんです』

（参加者16）

3 大切なスタッフという思いを持っている

　3つめの小カテゴリーは〈大切なスタッフという思いを持っている〉である。管理者は皆、スタッフを大切に思っている。「スタッフがいて初めて（訪問看護ができる自分がいる）」という根本の思いがあった。

　『私が一番大切にしているのは"人"ですね。だから、スタッフとのコミュニケーションは重要です。スタッフがいて初めて、このステーションが成り立つと思っているからです。スタッフは大事に育てたいし、1人ひとりを大事にしたい』　　（参加者10）

　『スタッフが大事です。どの人も大事です。全員"可愛い"というか……』（参加者16）

4 全人的に支援したい

　4つめの小カテゴリーは〈全人的に支援したい〉である。管理者はスタッフが訪問看護ステーションから一歩出たら自分とは関係ないものとは思っていない。〈全人的に支援したい〉とは"スタッフの生活も含めて支援したい"と考えていることであり、それは「勤務の調整を行う」「生活上の悩みの相談に乗る」「スタッフの全部を受け入れる」などの言葉に表されていた。

　『スタッフのプライベートな生活の部分を把握しながら、そこも活き活きできるように支援したい。例えば、子どもが小さいときは土日の携帯当番ははずすとか……。できうる範囲で希望を聞いてあげたい』

（参加者11）

『みんないろいろな背景を抱えながら仕事をしているので、仕事のことだけでなく、スタッフの看護師"その人"自身の全人格というところをみて、"その人"のあり方も支えていきたい』

(参加者4)

『"いい看護"をするためには、スタッフが"いい状態"でなければできませんからね』

(参加者3)

『(今まで転々と職場を変えてきたスタッフ看護師に)"変わるきっかけをつくるのは自分だし、自分が変わろうと思わなければ変わらないし、自分が自分を認めてあげないと何もいいことないじゃんね"という話をします。その上で、"あなたがどんなふうになっても、あなたがここにいてくれる限り、私はあなたを守るし、大事にする。だから、安心してほしい。あなたのことを大事に思っている気持ちは変わらないよ"という話をしました』

(参加者13)

地域の存在感ある
リソースとして活かす

　ここでは、大カテゴリーの1つ、【地域の存在感あるリソースとして活かす】について解説する。このカテゴリーは、訪問看護管理者が実践している「スタッフ（看護師）を活かすための3つの関わり方」の3つめの大カテゴリーである。

　訪問看護ステーションが存在する地域で「存在感がある役割を果たしたい」「地域住民のニーズに応えたい」ということは管理者が強く願う事柄であった。管理者はスタッフに対して、1人ひとりの療養者・家族に"オンリーワンの看護"を提供できる看護師であることに留まらず、ステーションの目的を果たすために「地域で存在感を示すことのできる看護師になってほしい」と期待しており、そのような働きができるような活かし方をしていた。

　さらに、訪問看護ステーション、また訪問看護自体の「地域における認知度」を上げることもスタッフにとって重要な働きである。

　この大カテゴリーは、

《存在感ある地域のリソースとなる》

という中カテゴリーで構成されている。

　以下、この中カテゴリーについて詳説する。

存在感ある地域の
リソースとなる

中カテゴリー《**存在感ある地域のリソースとなる**》は、以下の2つの小カテゴリーで構成されていた。

1 地域の中で存在感ある働きをさせる

最初の小カテゴリー〈地域の中で存在感ある働きをさせる〉は、管理者が期待する訪問看護ステーションのあり方や目標を基盤にして、スタッフが地域の中で存在感を示すことができるようにする管理者の働きかけである。

管理者はスタッフに「地域に目を向ける」ように促し、スタッフが地域の中に入っていくようなアレンジ、地域の中でのつながりの取り持ち、他者とつなぐような意図や働きかけを行っていた。

『私は"自分のステーションだけがよかったらええ"とは思ってないので、スタッフには"地域の中のステーションだ"と気づかせたい。"私たちが地域住民を支えているんやで、お土産落としてきて"ってね。そして"看護が（地域に）入ったからこうなったんよ"って示してあげたい』
（参加者8）

『スタッフには地域にもっと関心持ってもらいたいんです。この間、民生委員に呼ばれたんですけど、そのときスタッフに言いました。"今回は私が行くけど、次は皆に行ってもらうね"って』
（参加者10）

『地域の訪問看護ステーションになりたいって思っている。地域のケアマネジャーとかヘルパーが気軽にアクセスしてくるような身近な存在としての訪問看護ステーショ

『スタッフのD看護師はリンパマッサージを学んでいます。それを来年は彼女が中心となって地域に発信するとステーションの実績になると思っていて。うちの患者さんにとってもメリットだし、地域にとってもメリットになりますから』

（参加者3）

2 訪問看護を地域で認知させる役割を持たせる

　2つめの小カテゴリーは〈訪問看護を地域で認知させる役割を持たせる〉である。スタッフが地域の中の重要なリソースとなると同時に「訪問看護のPRも必要である」と管理者は考えていた。地域の中で認知され、地域に根ざすステーションとなるために、スタッフにもその自覚を促すと同時に役割をとらせるアレンジを行っていた。

『このあいだ、スタッフを連れて地域に挨拶まわりをしたんです。私だけが行くんじゃなくて、スタッフも顔を出して自分で説明させて……。そして足りないところを私が補足する形でね。実際にまわってみると、意外に知らない介護の事業所もたくさんありました。挨拶に行ったことで、その事業所から依頼が来るんです。するとスタッフも"あー、あのとき挨拶に行ったから依頼が来るんですね"ってわかるんですよ。あぐらをかいて待っているだけじゃお客さんは来ないよってね。だから、"ちゃんと営業に行ってPRしてきてね"と言っています』

（参加者13）

『ウチのスタッフは皆"訪問看護を語れる"んですよ。だから、地域包括支援センターにスタッフを派遣しています。"そちらで看護相談をしますから、呼んでください"ってね。皆で"ボランティアで行こうじゃないの"って言っています。そこでつながって、依頼の電話をもらえるかもしれないし……。それになにより、地域に根ざすというか、"この地域をもっと知りたい"いうこともあるんです』

（参加者10）

V

トライアングルの中にある
価値の双方向性の確信により
三者が活かし・活かされる

中核カテゴリー「**看護師の持つ"よきもの"を呼び醒ます**」の前段階であり、訪問看護管理者の関わりの根拠となる意識が集約された大カテゴリー【**⑦トライアングルの中にある価値の双方向性の確信により三者が活かし・活かされる**】について解説する。

【大カテゴリー⑦】
トライアングルの中にある
価値の双方向性の確信により
三者が活かし・活かされる

　ここでは、管理者の関わりの根幹となる意識である大カテゴリー【トライアングルの中にある価値の双方向性の確信により三者が活かし・活かされる】について解説する。

　訪問看護管理者は自らの経験から導き出された"確信"に基づいて、さまざまな関わりを展開しており、特に「療養者・家族」「スタッフ」「管理者」という"三者"の関係性は、三角形(トライアングル)を形成している。基本的に管理者は看護の対象者である「療養者・家族」と、提供者である「スタッフ」と同一平面上で非常に近い位置関係にあり、三者はお互いに影響し合っている。本稿では、この現象を「トライアングルの中」と表現し、また、訪問看護が「療養者・家族」にとって価値があるだけでなく、「スタッフ」にとっても価値があることを「価値の双方向性」と表現している。管理者は同じトライアングルの中に存在し、スタッフを活かすだけでなく、療養者・家族とスタッフによって自らも活かされている。

　この大カテゴリーは、以下の3つの中カテゴリーで構成されている。

《"訪問看護には療養者・家族が活かされる"という価値があると確信する》

《"訪問看護には看護師も活かされる"という価値があると確信する》

《トライアングルの中にいることが管理者も活かす》

　ここでは、これら3つの《中カテゴリー》について詳説する。

"訪問看護には療養者・家族が活かされる"という価値があると確信する

　大カテゴリー【トライアングルの中にある価値の双方向性の確信により三者が活かし・活かされる】の最初の中カテゴリーが《"訪問看護には療養者・家族が活かされる"という価値があると確信する》である。

　訪問看護を利用して在宅療養を継続することで、〈訪問看護を使って、この地域で願う生活を全うできる〉ことと〈家族も同じように支えられる〉という"2つの価値"が療養者・家族に生まれる、と管理者は確信している。「自分らしく、ときには亡くなるそのときまで住み慣れた地域にいられる」という価値が療養者・家族を"その人"らしく活かしている。

　この中カテゴリーは、以下の2つの小カテゴリーで構成されていた。

1　訪問看護を使って、この地域で願う生活を全うできる

　1つめの小カテゴリーは〈訪問看護を使って、この地域で願う生活を全うできる〉である。療養者・家族にとって訪問看護を利用する最大の価値は、居宅という自分が主役の場、自分らしく過ごせる場に、疾患や障害があっても居られるということである。

『早く私たちに出会ってほしい。出会えたことで、その人たちの生活が、より安楽になったり、希望が持てたり……、そういうことを提供したい。私たちが希望や安心を常に与えられるというか。療養者が"自宅にいてもいいんだ"っていう思いを持てるようにしてあげたい』

（参加者11）

『訪問看護は、利用者さんにとっても価値があるけれど、看護師である自分にとっても価値があるものだと思う。相手も自分も認められるのが訪問看護だから』

（参加者2）

『"看護"って素晴らしいと思っています。その"看護"を利用者さんが受けることで、その人は"いい人生"を全うできる、というのが一番にあって……。よい看護、プロの看護をできるだけたくさんの人に受けてほしい、というか提供したい』 （参加者3）

2　家族も同じように支えられる

2つめの小カテゴリーは〈家族も同じように支えられる〉である。療養者・家族にとっての訪問看護の価値には、「家族も看護の対象であり、家族も同様に支援を受けることができる」ということがある。看護の提供者であり、生活を支援する看護師のスタッフは、直接的な看護の対象である"療養者"にのみ目がいくのではない。訪問看護においては、"家族"も一緒の看護の対象と考え、支援する基本的姿勢がある。このことで、家族の人生も活かされることになる。

『私は訪問看護の対象は療養者だけでなく、家族も同等と思っているんです。在宅で家族がその気にならなかったり、家族は"こうしたい"と思っていても、その気持ちは家族自身の体力やいろいろなことによって浮いたり沈んだりします。本人以上に浮き沈みが激しいこともあるので、やっぱり家族を支えることが大切かな』

（参加者7）

『療養者の生活を支援するために"家族"はもちろん重要な部分だし、本人を支えるよりも家族を一番に考えないといけないこともある。だから、家族の健康状態も必ずチェックしながら"体調はいかがですか？"と家族に確認もとります。訪問看護の目的の主は利用者だとしても、家族支援をきちんとやることが大事だと思います』

（参加者11）

"訪問看護には
看護師も活かされる"
という価値があると確信する

大カテゴリー【トライアングルの中にある価値の双方向性の確信により三者が活かし・活かされる】の2つめの中カテゴリーが《"訪問看護には看護師も活かされる"という価値があると確信する》である。

　訪問看護の価値は療養者・家族にのみにあるのではない。看護の提供者であるスタッフも看護師として、また人として豊かにされ、活かされる。看護師のスタッフにとって「訪問看護は価値がある」と訪問看護管理者は確信している。管理者は一様に「訪問看護はおもしろい」と言う。それは1人の看護専門職としてのやりがいや達成感があると同時に、「自分も"人"として成長できる、活かされる」と実感しているからであろう。

　この中カテゴリー《"訪問看護には看護師も活かされる"という価値があると確信する》は、以下の3つの〈小カテゴリー〉で構成されている。

1　療養者・家族の変化が看護師としてのやりがいや達成感を導く

　最初の小カテゴリーは〈療養者・家族の変化が看護師としてのやりがいや達成感を導く〉である。スタッフの看護師が"医療の専門職"として自律した看護の提供を行うことで、療養者の力が引き出されて変化が起こる。それによって、スタッフのやりがいや達成感が導かれ、自己効力感が増す。この小カテゴリーは「専門職として得られる価値」の1つである。

　『訪問看護はおもしろいですね。やりたいことがやれるからかな。病棟は"治す"と

ころなので医師主導になるのは仕方ないです。看護師と医師は対等じゃない。でも、病院は絶対治さないといけないところですから……。それに比べて、訪問看護は"医師と対等でいられる"という意味でやりがいがあるし、おもしろさがあります。それに、医師と上手に連携すれば自分がやりたいことをやって療養者と家族が喜んでくれるしね』

（参加者16）

『療養者が"生活の場"である家にいることで、非常に感動する場面が何回かありました。例えば、たとえどんな状況でも看護師が入ってサポートすることで"当たり前の生活"が可能になるということ。そこには療養者の力を引き出す看護の力がある。寝たきりの人のからだを拭く方法やお風呂に入れるテクニックだけを伝えるのとは全然違うんですよ』

（参加者12）

2 人として療養者・家族と共にいる一体感がスタッフに生まれる

2つめの小カテゴリーは〈人として療養者・家族と共にいる一体感がスタッフに生まれる〉である。療養者・家族に寄り添い、彼らの生活、すなわち"生きること"を医療職として支える看護を行うことは、看護師という専門職性を超えて「人としてそばにいる」という感覚を喚起する。訪問看護師は、ときに療養者の家族の一員のようになって自らの問題として取り組み、共に喜び、共に泣き、一体感を持って援助を展開する。そのような経験がスタッフに「人としての療養者・家族と共にいる一体感」を生み、さらにそれに伴う満足感、やりがいを生み出す。

『訪問看護は大好きです。"その人が望んでいることを一緒にできる"ということでしょうか。病院はその人が望んでいなくても"この治療をしないといけない"とか医師の権力によってとか、ナースはその狭間で"この患者さん、これを望んでいるのかなあ"と悩みながらケアしますよね。でも在宅では、その人が"ノー"と言えばノーと動けますよね。最初は療養者に合わせることを"しんどい……"と思うこともありましたが、今は"合わす"ということも感じないくらいに、私は療養者に受け入れられて

いるかな。まさに療養者・家族と共同体みたいな感じです。今日も娘さんが泣いていたのだけど、その時に一緒に泣けちゃった。悲しくてつらいという気持ち、家族ではないから多少違うでしょうけど、同じくらい近い思いでいますから。看護師として訪問していることがわからなくなるというか、看護師を超えて"人として共にいる状態"でいられるんです』

（参加者15）

3　スタッフは人として学び育ち豊かになる

　3つめの小カテゴリーは〈スタッフは人として学び育ち豊かになる〉である。訪問看護では、スタッフが専門職として成長できるだけでなく、看護の提供により"人"として育つことができる。これは"1人の人間"として承認されることのほかに、療養者・家族の人生や生き方に触れて、スタッフが疑似体験することで、その人間性も豊かになることができるということで、そのような価値を管理者は確信している。

『訪問看護って"看護師として"というより"人間としておもしろいな"と思っていて……。相手がガンと来たときにはしっかり受け止めて、"あ、そうか、そういう感じ方するんだな"と相手の気持ちに気づく。そして"私がこの人の立場だったらどうするだろうか"と思いやる。在宅では、いい経験も嫌な経験もするんですけど、その中で看護師たちは"私が育っていくのがわかる"から楽しいし、感謝していますね』

（参加者13）

『よく病院では看護師を1つのカテゴリーにまとめてしまって"ここの看護師さん、みんないい人やわ"なんて言う患者さんがいますが、訪問看護ではそういうことはないですよね。"〇〇さんはいいわ〜"と名前を呼んでくれて、個々の癖とか、いいところや悪いところについて話してくれますよね。固有名詞で言ってもらえるって、すごく嬉しい』（参加者15）

『訪問看護では、利用者のさまざまな物語を、利用者と看護師がお互いに聞きながらお互いに向き合います。そのような経験の中から、スタッフが得られるものがあるんです』

（参加者2）

トライアングルの中にいることが管理者も活かす

大カテゴリー【トライアングルの中にある価値の双方向性の確信により三者が活かし・活かされる】の3つめの中カテゴリーが《トライアングルの中にいることが管理者も活かす》である。

これは管理者が確信する最後の訪問看護の価値である。管理者が自らも訪問看護の実践者としてトライアングルの中にいることは、管理者もまた、学び育つ可能性を享受していることになる。スタッフにとっての価値は管理者にとっても価値のあることであり、だからこそ管理者もまた活かされる。そのため管理者は「実践者としても存在したい」と願っている。

この中カテゴリーは、以下の2つの〈小カテゴリー〉で構成されている。

1 訪問看護の実践者として訪問看護を味わいたい

最初の小カテゴリーは〈訪問看護の実践者として訪問看護を味わいたい〉である。管理者は自らの経験により「訪問看護はおもしろい」「訪問看護が好きである」と思っており、自ら「"実践者"としても存在したい」と思っている。これにより、「トライアングルの中で他の二者(療養者・家族／スタッフ)と同一平面上で価値の共有ができる」のである。

『私が訪問に出るのは、利用者の"生の声"が聞けるということもありますが、現場が好きだからですね。ほとんどそっちです』 （参加者15）

『管理者も訪問に出ることは必要だと思います。私自身も充実感を味わいたいから訪問します。触りたいです。"一訪問看護師として"充実感を得たい。管理者も楽し

みたいんだと思います。訪問看護の醍醐味を知っているから、やっぱり現場にいたいんですね』

（参加者14）

『管理者だけど訪問に出るのは"自分がいつも成長したい"ということですね。自分がちゃんと実践ができることも大切にしたい』

（参加者10）

2 "近いトライアングルの関係性"の中でお互いに学ぶ存在である

2つめの小カテゴリーは〈"近いトライアングルの関係性"の中でお互いに学ぶ存在である〉である。管理者は自らも実践者であり、そのことによって「自らも学び育つものである」と認識している。療養者・家族、スタッフと近い関係の中で、管理者は療養者・家族からもスタッフからも学ぶ。

このことは三者が「近いトライアングルの中にいる」という位置関係、関係性であるからできることであり、管理者は「管理者として」「一訪問看護師として」活かされる。

『私の訪問看護の技術が特別よいとは思っていなくて……。自分も不十分なので、スタッフたちから学ぶこともあります』

（参加者3）

『"スタッフを育てよう"とか、そんなに強く思っていなくて……。基本的には、管理者である自分も含めて、ウチのステーションでは1人ひとりの能力はそんなに違うと思っていないんです。"育てよう"という意識がないわけではないけれど、私が育てられていることもあるかしら』

（参加者1）

『スタッフは私より経験長いんですよ。その意味では、私も毎回"気づき"ながら、考えながら訪問しています』

（参加者12）

中核カテゴリー	大カテゴリー	中カテゴリー	小カテゴリー
看護師の持つ"よきもの"を呼び醒ます	① 期待する訪問看護師像を示す	医療の専門職としての役割を果たしてほしい	医療職としての適切な判断を求める
			医療職として信頼を得られる看護を行う
			療養者と家族の安心を保証する
			チームの中で自分の役割がとれる
		オンリーワンの看護をしてほしい	かけがえのない1人の思い・願い・ニーズを看護の基点とする
			看護師の都合や価値観をもとに動かない
			療養者・家族に迫るコミュニケーションができる
			願う生活ができるように看護を使って支援する
			当たり前の生活の延長上の看取りを支援する
		"近づき寄り添う看護"がスタッフを育てることを知っている	療養者・家族が課題と答えと評価をくれる
			スタッフの成長への信頼と期待を持っている
	② スタッフが働きやすい基地づくりをする	安心して戻れる基地としての場づくりをする	あなたを見ている／気づかう／安心させる
			ねぎらう／感謝する
			威圧感を持たない／押し付けない
			失敗を責めない
			報告を受ける・話をよく聞く／依頼を受ける
			元気で活気ある何でも話せる風土をつくる
			チームワークを大切にする
		スタッフを取り巻く人々との調整を行う	自分が持っている情報を提供する
			医師とうまくやれるように働きかける
			他職種への調整や根回しをする
		管理者としての基本姿勢を持つ	責任者としての役割を果たす
			理念やビジョン、方向性を示す
			経営的な視点を持つ
			自分の訪問も管理に活かす
			どうしても訪問看護に向かない看護師にも悩みながら関わる
	③ 後ろ姿を見せる	管理者の後ろ姿を見せる	さまざまな場面を使って管理者のふるまいや発言を見せる

[表2] 全カテゴリーリスト

Ⅴ…トライアングルの中にある価値の双方向性の確信により三者が活かし・活かされる

中核カテゴリー	大カテゴリー	中カテゴリー	小カテゴリー
看護師の持つ"よきもの"を呼び醒ます	④ "近づき寄り添う看護"ができる看護師として活かす	"近づき寄り添う看護"の視点ならば支持的に関わる	見守る／待つ
			ほめる／賞賛する
			認める／同意する
			共感する
			任せる
		看護師本位や医療職として疑問があるときは問題解決的に関わる	問いかける／確認する
			気づきを促す
			提案する／助言する／促す
			指摘する／指導する
			深く事例検討を行う
			同行訪問に用い方がある
		スタッフのモチベーションの維持をはかる	スタッフの自主性を期待する
			スタッフの意欲を大切にする、つぶさない
			スタッフの学習の機会やきっかけをつくる
	⑤ 1人ひとりのスタッフが持っているものを活かす	1人ひとりのスタッフが持っているものに応じて関わる	1人ひとりのスタッフをよく把握する
			面接でもっと深くスタッフを知る
			スタッフの持っているものや状況に応じたアレンジをする
			スタッフの持っているよいものを引き出す
		スタッフにとって効果的な働きかけのタイミングをはかる	その看護師にとって効果的な働きかけのタイミングをはかる
		1人ひとりのスタッフを大切にする	スタッフを信頼する、自信を持ってほしいと思う
			スタッフの困難感を理解している
			大切なスタッフという思いを持っている
			全人的に支援したい
	⑥ 地域の存在感あるリソースとして活かす	存在感ある地域のリソースとなる	地域の中で存在感ある働きをさせる
			訪問看護を地域で認知させる役割を持たせる
	⑦ トライアングルの中にある価値の双方向性の確信により三者が活かし・活かされる	"訪問看護には療養者・家族が活かされる"という価値があると確信する	訪問看護を使って、この地域で願う生活を全うできる
			家族も同じように支えられる
		"訪問看護には看護師も活かされる"という価値があると確信する	療養者・家族の変化が看護師としてのやりがいや達成感を導く
			人として療養者・家族と共にいる一体感がスタッフに生まれる
			スタッフは人として学び育ち豊かになる
		トライアングルの中にいることが管理者も活かす	訪問看護の実践者として訪問看護を味わいたい
			"近いトライアングルの関係性"の中でお互いに学ぶ存在である

訪問看護管理者の"関わり"の構造

　ここでは、Ⅱ章からⅤ章にかけて述べてきた「中核カテゴリー」「大カテゴリー」「中カテゴリー」がどのように関連するか、構造図を示して解説する。なお、文中の【　】は大カテゴリー、《　》は中カテゴリーを示す。

❶ 中核カテゴリーに最も影響を及ぼす「価値の双方向性の確信」

　今回の研究では、管理者のスタッフへの関わりとして、さまざまなカテゴリーを示したが、これらの関わりを貫く概念が中核カテゴリー「看護師の持つ"よきもの"を呼び醒ます」である。

　その中核カテゴリーに最も強く関連するのが大カテゴリー【トライアングルの中にある価値の双方向性の確信により三者が活かし・活かされる】であり、管理者はこの「価値の双方向性の確信」をもとにした関わりを行っている。"三者"、すなわち療養者・家族／スタッフ／管理者は"近いトライアングルの関係性"の中で訪問看護の双方向性の価値を共有している。《"訪問看護には療養者・家族が活かされる"という価値があると確信する》は療養者・家族が得られる価値、《"訪問看護には看護師も活かされる"という価値があると確信する》はスタッフである看護師が得られる価値、そして《トライアングルの中にいることが管理者も活かす》は管理者が得られる価値である。

❷ スタッフを活かすための3つの大カテゴリーも中核カテゴリーと関連し合う

　中心となる大カテゴリー【トライアングルの中にある価値の双方向性の確信により三者が活かし・活かされる】を実現するために必要なのが、管理者がスタッフを活かすために関わる3つの大カテゴリーである。

　すなわち【"近づき寄り添う看護"ができる看護師として活かす】【1人ひとりのスタッフが持っているものを活かす】【地域の存在感あるリソースとして活かす】であり、これらはスタッフが潜在的に持っているもの、新たに獲得するものを含め、さまざまな「看護師の持つ"よきもの"を呼び醒ます」のである。そのために、管理者はスタッフに気づきを与え、

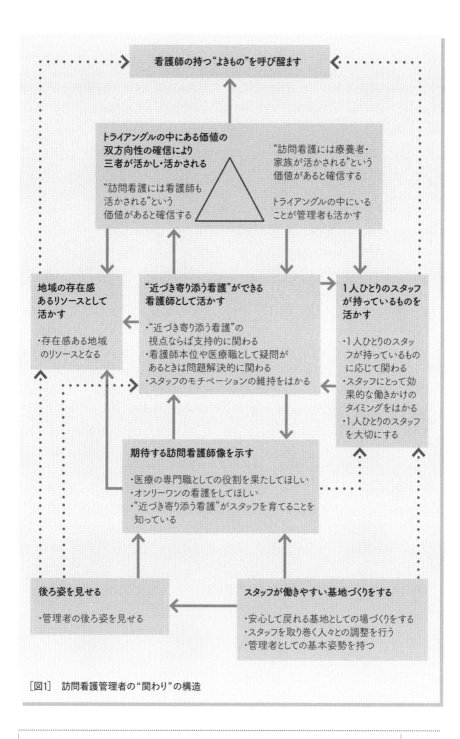

[図1]　訪問看護管理者の"関わり"の構造

専門職としての達成感や人としての豊かさを賦与する。また、スタッフが《"近づき寄り添う看護"の視点ならば支持的に関わる》し、逆に《看護師本位や医療職として疑問があるときは問題解決的に関わる》のである。

　この3つは"近づき寄り添う看護"が真ん中で、ほかの2つの大カテゴリー【1人ひとりのスタッフが持っているものを活かす】【地域の存在感あるリソースとして活かす】が両脇をかためて、相互に関連し合っている。なお、この2つの大カテゴリーは直接、中核カテゴリーに働きかけることもある。

　【1人ひとりのスタッフが持っているものを活かす】では、《1人ひとりのスタッフを大切にする》という基本的な考えのもとに《1人ひとりの持っているものに応じて関わる》ことと《スタッフにとって効果的な働きかけのタイミングをはかる》ことで、スタッフの個性だけでなく、そのときのスタッフの状況も考慮した関わりでスタッフを活かし・育てている。

❸ 管理者自身の実践が「看護師の持つ"よきもの"を呼び醒ます」土台となる

　そして、管理者はスタッフである看護師を活かし・育てるために、まず理想的な訪問看護師とは何かをスタッフに教える。これが大カテゴリー【期待する訪問看護師像を示す】である。管理者はスタッフに《オンリーワンの看護をしてほしい》《医療専門職としての役割を果たしてほしい》と期待している。それは《"近づき寄り添う看護"がスタッフを育てることを知っている》ので、この2つを求めるのである。そのために訪問看護の同行をはじめ、さまざまな場面を使って、熟練した自らの実践を【後ろ姿を見せる】ことによって具体的に示している。

　さらに、【スタッフが働きやすい基地づくりをする】ために、《管理者としての基本姿勢を持つ》ことで、事業所の方向性をはっきりと示し、その上でスタッフが《安心して戻れる基地としての場づくりをする》。さらに《スタッフを取り巻く人々との調整を行う》ことで、スタッフが地域や多職種チームの中で、その力を発揮できるように働きかけている。

VI

スタッフを"活かし・育てる"
関わりのさらなる展開

本研究では「訪問看護管理者による人材活用──スタッフを"活かし・育てる"管理者の関わり」は"看護師の持つよきものを呼び醒ます関わり"であることが抽出された。本章では、その結果の表す意味とそのことによりさらに展開されることなどについて適宜文献を用いながら論述する。

"近いトライアングルの関係性"の中で管理者が行う「活育」

1 「"近づき寄り添う看護"を行いたい」と考える訪問看護管理者

「活用」とは広辞苑によると「活かして用いること」であり、本研究においても「組織の目的を達成するために人材をどのように活用し、かつ育てているか、具体的な行為としての関わりを記述する」ことを目的とした。

しかし、研究参加者である訪問看護管理者の意識には「活かす」ことはあっても「用いる」というものはなかった。管理者の語りからは、管理者が意図的にスタッフを「活用している」とも、組織の利益を得るためにスタッフを「用いる」とも思っていないことが明らかになったのである。

管理者が考えているのは「その地域に根ざして、療養者・家族に"近づき寄り添う看護"を看護専門職によって行いたい」ということである。訪問看護ステーションの経営も重要だが、それも地域のニーズに応えるためであって、単に「利益が上がればよい」と思っている管理者は1人もいなかった。管理者は「組織のために活用する」のではなく、「療養者・家族とスタッフのためにスタッフ本人を活かしつつ育てる(または育てつつ活かす)」ことを行っていたのである。

本研究のテーマに用いた文言「活用」は管理者の関わりの実践には適切な文言とは言えず、むしろ「活育」(造語)を行っていると言える。もっとも、公益社団法人日本看護協会の認定資格である「認定看護管理者」のテキストにおいて「人材活用」は「クリニカルラダー」「スペシャリスト管理」などが項目として上がり[1]、一般的には「スタッフのコンピテンシーを活かして管理する」という意味合いが強く、必ずしも「用いる」という意味にこだわって使われているわけではない。そうではないが、管理者へのインタビューの中では「活用」という文言では彼らの考えや思いは表せないということが明らかになった。

これは訪問看護ステーションの管理者にとっては「組織の目標」「組織のために」という一般的に管理する立場における概念が、自らの専門職性である「私たちはこのような看護を提供したい」とほぼ一致しているからではないかと考えられる。「自分が管理する企業体としての組織の目標」のためにスタッフを活かす、ということより、むしろ「自分たちが訪問看護師としてしたい看護をする」ためにスタッフを活かすのであって、組織のためではないという意識が根底にある。これは訪問看護ステーションという組織が病院等より小さいことにもよるとは思われるが、研究結果で抽出された管理者の立ち位置である"近いトライアングルの関係性"に大きく起因するものと思われる。実際、人材育成に関する管理者の語りには「私が育てているのではない」「療養者が教えてくれる」という内容の言葉が頻発した。さらに参加観察したときの管理者の語りからも、「スタッフに対する細やかな育成の関わり」を行っていることは明らかである。

2 "近いトライアングルの関係性"と、そこから得ている確信

Ⅱ章からⅤ章で示した管理者によるスタッフへの助言や提案、時には指導の場面は、いわゆる組織の管理者による自覚的な認識または言語化された発言とはずれている。このことも三者（療養者・家族／スタッフ／管理者）が互いに影響し合う力が強くなる"近いトライアングルの関係性"によることが大きいと思われる。さらに、「訪問看護の提供方法」の特徴からも説明できると考える。

すなわち在宅では通常1人の療養者（および家族）に、1人の訪問看護師（スタッフ）が継続的にゆっくりと長い期間関わることができる（チーム制を取るところもあるが、その場合でも数名の限られたスタッフが担当する）。しかも看護提供の場は療養者・家族のテリトリーであり、彼らの独自な文化の中である[2]。療養者・家族の世界に入って行き、じっくりと関わる中で関係性ができ、「療養者・家族から学べるのだ」という管理者の経験上の確信が「まずは訪問してみて療養者さんから学びなさい。必要なことは療養者さんたちが教えてくれる」という基本的スタンスにさせているのであろう。

企業という組織における人材育成活動は「経営戦略の一環として取り組む活

動」と捉えられており、その目標は「企業の目標達成、企業が求める能力の育成」[3]である。「スタッフを人的資源と捉え、組織にとって効果的な活用をめざして人材育成を行う」という考え方は、既に一般的といえよう。そして、看護の世界においては「患者へのサービスの向上」という組織の目標に資するための人材育成であり、先の人材活用と共に重要な概念である[4]。

しかし、本研究に参加した管理者の意識は「人材育成は重要である」との認識は一致しているものの、「育てているのは、本当は療養者と家族」（参加者10）と考えており、自分は一歩引いたところ、または協働者というところに位置していると考えている。

訪問看護管理者は、スタッフの育成の意図もあり、実際に育成してもいるのに、このような認識になっている。これも“近いトライアングルの関係性”と、そこから得ている確信（価値の双方向性）のなせるわざではないだろうか。

訪問看護管理者が用いるスキル
実践をしながら管理する
management-in-practice

1 専門的能力をかなり発揮している訪問看護管理者

　訪問看護管理者にとっての"近いトライアングル"の意味を論じる前にR.Katz による「管理者に求められる3つの育成可能な基本的スキル」[5] と本研究参加の管理者に見られるスキルの用い方について比較してみたい。

　Katz によればマネジメントに必要な能力は3つある。すなわち「テクニカル・スキル（専門的能力）」「ヒューマン・スキル（対人的能力）」「コンセプチュアル・スキル（概念化能力）」である。これらの能力の在り方は管理階層を上がるに従って変化し、すべての階層ではヒューマン・スキルが求められるが、組織階層を昇るにつれ「専門的能力」の必要性は減る傾向にあり、相対的に「概念化能力」の必要度が増してくる。したがって、経営幹部になると「専門的能力」はあまり求められていない。

　一方、訪問看護管理者は管理者であるだけでなく、時に経営幹部でもある。研究参加者の中にも企業のオーナーである管理者もいた。経営に責任を持っていることは、訪問看護管理者であれば皆同じといえよう。しかし、訪問看護管理者の動き方に着目すると「専門的能力をかなり発揮している」ことが本研究結果から明らかになった。管理者となっても"専門職性"を必要とし、「概念化能力」も十分に用いる必要があるのが、訪問看護管理者のスキルの特徴である。熟練した訪問看護管理者は、むしろ、その「専門的能力を自ら意図して用いている」という特徴がある。

　管理者が「専門的能力」を必要とする理由としては、事業所規模の小ささが

まずは真っ先に上げられるであろう。「私たちがしていることは、本当の管理とはいえないです。ほんの数人ですから」(参加者16)という発言は、訪問看護管理者の本音とも聞こえる。この「参加者16」の事業所スタッフ数は10人を越えており、訪問看護ステーションとしては"大規模事業所"といえるのだが、意識としては「"管理"と言っても大きな組織を引っ張っているのではない」という意識があるのかもしれない。

2 「専門的能力を意図的に使いながら管理する」新しいミックスモデル

　研究当時の訪問看護ステーションの職員数は常勤換算で5人前後というところが多かった。実は、管理者といっても否応なく「専門的能力を使って"実践者"として存在しなければならない現実」がそこにはある。管理者の役割よりも実践者として忙殺されてしまい、その意識まで実践者の方向に傾けば、赤沼らの調査や指摘[6]で見られたように、「スタッフ育成に対して時間がない」「指導者がいない」など育成者でもある管理者としての意識が低く、管理者として求められる役割を果たせなかったり、求められる役割にジレンマを感じたりすることも容易に想像できる。

　しかし、ここで本研究参加者のような熟練の管理者、しかも参加者の属するステーションは平均的に大規模の管理者が「自覚的・意図的に専門的スキルを用いている」ことに着目したい。熟練者にとっては専門的スキルを用いることが"否応なくしている"のではないことが本研究から明らかになったことは示唆的である。

　参加者たちは「自分が実践者であることは管理に必要である」という考え方で実践を行っており、必ずしも経営や事業所規模のために実践を余儀なくされているわけではない。このことは大変重要な意味を持つと思われる。そして、ここに管理者が専門的能力を意図的に用いる第2の理由、すなわち「近いトライアングルの関係性の中にいること」があるのである。

　訪問看護管理者に求められるコンピテンシーの調査結果を元に作成された「管理者研修プログラム」[7]において掲げられている項目は「経営の基本的な

知識」「実践的経営」「人材育成」「人材管理」「組織運営管理」「論理的思考・判断力」などであり、まず“経営的側面”が強調されている。これは訪問看護ステーションの管理者に求められるコンピテンシーとして抽出されるのは当然であり、そのほかの項目も看護管理者としてリーダーシップとマネジメントに必要な項目が抽出されていると言える。

　しかし専門的能力を使わざるを得ない訪問看護管理者には、「経営に責任を持つもの」と「看護管理者」という2つのモデルをそれぞれ適用するのではなく、「専門的能力を使いながら管理する」という、言わばミックスモデルが必要なのではないだろうか。

　さらに言えば、専門的能力を使わざるを得ないのではなく、「専門的能力を意図的に使いながら管理する」という新しいミックスモデルの兆しが本研究において熟練管理者の実践知から見つかったと思える。

　ベナーがクリティカル領域の卓越した看護実践を「行動しながら考える thinking-in-action」[8]と記述したことにならい、訪問看護管理者の管理の仕方は「実践しながら管理する management-in-practice」であると考える。

　管理者が実践を求められながら経営と管理を行うことに困難感やジレンマを感じるとき、または実践者としての視点を失い、経営者と管理者の視点にのみ依拠しようとしてスタッフと心理的距離感ができるとき、この熟練者の実践知による新しいモデルによって日本の訪問看護管理者に方向性を指し示すことができるのではないかと考える。もっと積極的な意味づけを実践をしながら管理することに与えてもよいのではないかということである。

　もっとも、新しいモデルというには概念と構成要素は不十分であるから、これを新しいモデルとして明らかにするには、さらに研究を進める必要があることは言うまでもない。

"近いトライアングルの関係性"の立ち位置で行う管理者の関わり

1 スタッフに起きていることを共感的に理解する

　さて、管理者のスタッフに対する「活育」の関わり方や、そもそも「管理者が専門的能力を積極的に用いる」という管理者としてのあり方は"近いトライアングルの関係性"という立ち位置と、そこにある「訪問看護には双方向の価値がある」という確信によるところが大きいことを前節で述べた。「訪問看護における双方向の価値の確信」については後節に譲り、ここでは"近いトライアングルの関係性"の持つ意味について主に論じたい。

　V章で述べたように、熟練管理者は療養者・家族、スタッフと同一平面上、等距離の近いトライアングルの立ち位置に、意図的に身を置いている。では、ここで一般的な訪問看護ステーションの管理者について考えてみたい。前提としては、管理者である以上、"スタッフ"の位置にのみ居ることはできないので、いずれにせよ三者の位置関係はできるものとする。

　1つ目のケースとして実践者としての意識と動き方が強い管理者は、図2のように自分もスタッフ側にかなり近づく。この場合の管理者の動き方はほぼスタッフと同一であり、看護実践に時間が費やされて管理者としての役割がなかなかとれない、または管理者としての意識が低いタイプの場合は「管理者であること」に大きな困難感を生じるかもしれない。さらに管理者としての働きを期待するスタッフの期待に応えられず、信頼関係にも影響を及ぼす可能性もある。

　次に、看護管理者としての動き方に重きを置き、自分は療養者・家族に関らず、事業所運営のことに集中する場合は図3のように二者から距離を置く形になる。このようなケースは規模の大きなステーションの管理者に起きやすいと推測する。また、いくつかのステーションに見られる統括管理者という立場になる

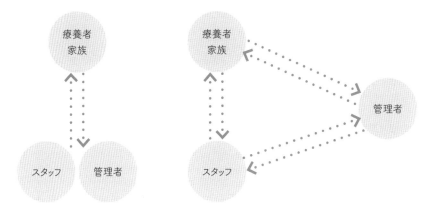

[図2] スタッフに近い立ち位置の管理者　　　[図3] 療養者・家族、スタッフから遠い立ち位置の管理者

とこのようなこともあるだろう。

　しかし、本研究に参加してくれた熟練管理者たちは事業所規模の大小にかかわらず、また管理者自身の訪問回数の多少はあるが、バランスよくこの距離と位置関係を維持しており、経営的にも赤字になっているところはなかった。一部、統括管理者もいたが"実践者"としての立場は維持していた。

　熟練管理者がこの関係性を意図的に維持する最大の理由は、「自分も訪問看護を味わいたい」という理由を除けば、「スタッフに起きていることを共感的に理解したい」という理由が主である。特に1回の訪問が直接収益につながり、「訪問＝収入」となる訪問看護では、経営責任者でもある管理者が、スタッフに起きている状況を理解しようとしないで（または理解できずに）管理的な部分でのみスタッフに働きかけてしまうと、スタッフのモチベーションが下がってしまう恐れがある。

　具体的には「収入のためにだけで訪問させられる」という、受身でかつ"やらされ意識"がスタッフに生まれ、スタッフのやる気がそがれ、その結果、効果的なステーション運営ができない可能性が生まれるのではないだろうか。

　「管理者も同じ実践者の立場でこの困難な状況をわかってくれている」という安心感があるから、スタッフたちは管理者も含めた"訪問看護実践の仲間"として経営にも参与し、事業所の経営のための訪問回数の達成目標に向かえるの

ではないだろうか。管理者もスタッフ同様のペースで実践者として存在するべき、というのではなく、たとえ訪問回数は少なくても実践者でもあるスタンスを持ち“近いトライアングルの関係性”の中にいることで、スタッフとの関係性を良好に保ち、管理者としての存在感も持つ、というあり方が熟練管理者に典型的であった。

特に第一義的には「スタッフに起きていることを共感的に理解する」ことが重要で、それは「スタッフのモニタリングを行うことではない」ことにも注目したい。実際には管理者の目に見えないところでさまざまなことが起きているのが訪問看護の現場であり、管理者が把握・確認したいことは多いであろう。しかし常にスタッフが「モニタリングされている」という感覚を持ってしまうと、スタッフに安心感は生まれない。熟練管理者らが第一義とする「スタッフに起きていることを共感的に理解する」中で、「モニタリングも十分できる」と感じているように見受けられた。

ある管理者は自分の管理者としての成長を以下のように述べた。

> 「昔はもっと管理的でした。余裕がなくて、目を光らせて信用してなくてチェックして……。ものの言い方も押さえつけるような形だったような気がします。“自由に意見をしてね”とは言えなかった。年数を重ね、看護以外の人とも話していくうちに自分のスタンスが生まれました」
>
> （参加者16）

このように、熟練管理者は実践の中で「チェックよりは信頼」することのほうがスタッフを活かし、スタッフがのびのびとよい仕事ができることを、経験的に学んでいったのであろう。

2 求められている「management-in-practiceモデル」の開発

訪問看護管理者の困難感について、武田らは「訪問看護提供上の負担」「管理上の負担」「運営・経営責任の負担」などを挙げている[9]。これらからも、多くの訪問看護管理者は「管理者」と「実践者」のバランスをどのように取るべきか

迷いがあると考えられる。「管理もしなければならない」「経営上、自分が"スタッフ"もしなければならない」「求められることが多すぎる」という中で、「自分の立ち位置をどこに置いたらよいか」悩む管理者が多いのではないかということである。

　逆に「経営者」としての意識のみが強くなってしまうと、先に述べたようにスタッフの働きを「訪問1件行ったから、いくら稼いだ」と見るようになり、スタッフのモチベーションが下がり、ひいてはスタッフが離れてしまう現象も出てくるかもしれない。そして、こうなるとなおさら「"経営が大事"と言われているのにスタッフは離れていく。私たちはどうすればよいのだ」という気持ちに管理者はなってしまうのではないだろうか。

　研究に参加してくれた熟練管理者も「経営は大事である」という認識は一致している。しかし「"近いトライアングルの立ち位置"で行う管理」という意識を持たない経営責任者では、自分にとってもスタッフにとってもよい結果を生まないのではないかと思われる。熟練管理者が実践している経営・管理・スタッフミックスモデルである「management-in-practiceモデル」の開発が、ここでも求められているといえよう。

　ある管理者は「私たちって班長さんみたいだなあって思うんです」と述べる。彼女の言う"班長さん"とは「同じ目的を持ち、同じことをする仲間同士の中の号令係やまとめ役のようなもの」という意味であった。この"班長さん"の立ち位置とは、まさしく"近いトライアングルの関係性"の立ち位置であり、「管理者である自分も"訪問看護の仲間"である」との意識の表れともいえる。特に、新人訪問看護師を受け入れた熟練管理者の関わりは、「ゆらぎを乗り越え、スタッフの自信回復を促し、訪問看護の仲間に招き入れる」というものであったが[10]、本研究の結果はその裏付けとなったと言える。

　本節では"近いトライアングルの関係性"の中でも「スタッフ―管理者」の関係性にのみ言及し、「管理者―療養者・家族」の関係には触れなかった。この関係は、特に"価値の双方向性の確信"に大きな影響のあるところであり、"訪問看護の仲間"に招き入れる理由ともなるところである。したがってあらためて論じることとする。

スタッフのモチベーション 維持への関わり（ケアリング管理）

1　職務満足・職務継続の大きな要因は 「専門職性に伴う"やりがい"」

　筆者は以前、新人の訪問看護師に対して管理者が「安心して任せられるようになるまでの関わり」を明らかにしたが[11]、その際「安心して訪問を任せられるとき」は、おおよそベナーによるところの"一人前レベル（Competent）"[12]であったと示した[13]。

　訪問看護ステーションには、新人からベテランまで多様なスタッフが存在するが、表1（14ページ）の参加者属性によると、前年に入職した新人スタッフは平均1.5人（1カ所だけ17人という事業所があったので、そこは除外した）である。つまり、多くのステーションでは新人の占める割合は少なく、経験を積んでいるスタッフが多数を占めている状況であることがわかる。それでも管理者の意識は「自分も含めて、いつでも成長できる」というものであり、本研究結果からも常に育成の関わりを行っていることは明らかであった。そして、その経験者が多数を占めるという状況の中で管理者が最も配慮しているのが「モチベーションの維持」であった。

　「Ⅰ章プロローグ」で述べたように、モチベーション・動機付けは人の行動変容に大きく影響する。管理者も例外なくスタッフのモチベーションの維持についてはかなり意識していた。

　抽出されたカテゴリーから明らかなように（表2、96〜97ページ）、スタッフを活かす関わりを構成する概念に共通していることが「スタッフのモチベーションの維持をはかる」という関わりである。訪問看護師の勤務継続の条件を探った草葉[14]の調査によると、最も看護師のスタッフが辞めずに働き続ける条件は「訪問看護のやりがい・満足感を感じられる」であり、この条件はハーズバーグの言う

ところの"動機付け要因"といえる[15]。

　古い調査ではあるが、ハーズバーグが病院看護師に調査をしたとき、看護師には動機付け要因が衛生要因の3倍出現し、中でも「承認と達成」を求める傾向があった。さらに衛生要因としては「会社の経営と政策」「上役との対人関係」「作業条件」が上げられ、これらが満足するとき「スタッフの職務満足が高い」とした。

　草葉の調査においても条件の上位5位までに「チームワーク・コミュニケーションがよい」「訪問から戻ったときに報告できる上司・仲間がいる」「必要な時期に有給休暇が取れる」「給料が上がる」が上がっており、ハーズバーグによって指摘された看護師の動機付け要因と衛生要因が裏付けられるような形となっている。

　さらに、中野による訪問看護師の職務継続と職務満足との関係の調査[16]からは、それらは関係しており、職務満足を構成する4つの要素の中でも「訪問看護の専門性」、特に"自律性"が関係しているとの結果が得られていた。専門職性に伴う"やりがい"が職務満足、ひいては職務継続に大きな要因であることは間違いないであろう。

2　熟練の訪問看護管理者がスタッフに行う「ケアリング管理」

　モチベーションの維持は、このように職務満足や職務継続に関係するのであるから、管理者たちがモチベーションの維持に最も気を使うことは理解できる。しかし、参加者である熟練管理者からは「訪問看護を楽しんでほしい」「訪問看護はおもしろいから……」「せっかくおもしろいことをしているんだから、おもしろいと感じられるようにしたい」という発言が多く、専門職性や職務に伴う「承認」「達成」というモチベーションだけではない「人としてのやりがい」「人としておもしろい」というものがみられている。

　管理者たちのこの考え方は、管理者が意図するスタッフへの動機付けである「"近づき寄り添う看護"ができるスタッフとして活かす」につながるものと考えられる。マズローは「人はなり得るものにならなければならない」と言うが、ス

タッフが「"近づき寄り添う看護"ができる訪問看護師」として伸び伸びと看護ができるようにという管理者の動機付けは、マズローの言うところの「自己実現」欲求を満たせるような動機付け、自己実現的人間[17]に向けた動機付けと言える。しかも、それは「専門職性に伴う自己実現」だけではなく、「人としての自己実現」に向けたものでもあるのだ。

　さて、前節で述べた管理者のスタンスと、本節で述べた管理者の関わりを総合すると、管理者の関わりはまさしく"ケアリング"であるとは言えないだろうか。"ケアリング"にはさまざまな定義や解釈があるが、メイヤロフによれば、それは「ケアすることで相手の成長を助け、自己実現するのを助ける。それによりケア提供者も自己実現に至れる」というものであり[18]、スワンソンによれば「ケアリングは個人的な感覚として、責任と専心を感じるような他者と滋養的に関わること」であり、そのプロセスは「知ること」「共にいること」「誰かのために行うこと」「可能にする力を持たせること」「信念を維持すること」である[19]。

　管理者の立ち位置、スタッフの状況の細やかな把握と支持的な関わり、そして自己実現に向けた動機付け、これらから熟練の訪問看護ステーション管理者の管理は「ケアリング管理」であると言えよう。

「大人の学習理論」と
熟練管理者が行っていること

1 管理者が行っているスタッフへの「振り返りの促し」

　ここで管理者の関わり方と行っていることを「大人の学習理論」から考察してみよう。

　ノールズによれば成人教育のモデルである"アンドラゴジー"は、成人教育が体系化される中で、「子どもの教育モデルである"ペダゴジー"に成人教育を当てはめるだけでは問題がある」と、研究者が気づき始めたことにより生まれたという[20]。そして、ノールズはアンドラゴジーを「大人の学習を援助する技術と科学」と定義し、下記の4つの基本的前提を強調している。

①学習者の自己概念には自己決定性が含まれる

②学習者の経験が用いられるべきである

③学習へのレディネスはニーズに基づくものである

④学習に向かわせるものは生活中心的あるいは問題中心的なことである

　また、クラントンによれば、ノールズ以降、これら4つの前提は成人教育の実践者の指針になってきたという[21]。さらにクラントンは、アンドラゴジーの先に進むものとして、ブルックフィールドとメジローの考え方を紹介している。

　ブルックフィールドは「教育者は、大人の学習に方向付けを与える道義的な責任があるということ、全ての専門家が自らの実践を批判的に振り返る必要性、自分自身の価値観や前提に気づくこと」を主張し、メジローは成人教育を"振り返りと行動のプロセス"と定義し、「自分たちの経験の意味を理解し、考え抜かれた洞察に基づいて行動するのを助けるプロセスになる……。理性的な思考と行動こそが成人教育の基本目標である」と述べている。

　これら成人教育の理論と比較すると、管理者らが行っている関わりは、期せ

ずして「大人の学習理論」を前提とした関わりであったことがわかる。管理者は「スタッフの経験を否定せずに活かす、自信を与える」など"支持する"関わりとともに、訪問看護の現場で出会うさまざまな事柄が学習への意欲につながるように情報提供をしたり、事例検討を行ったり、学習のタイミングをはかったりしていた。

　学習のきっかけは、まさに現場で出会う問題が中心である。そして、その関わりは「気づきを促す」、すなわち「振り返りの促し」であった。管理者は経験的に暗黙知として、それらのことを既に実践しているといえる。新人訪問看護師に対する働きかけにおいてさえも、基本的な関わりは変わらなかった[22]。

2　"安心の基地づくり"には教育的な環境の場づくりの側面も

　さらに、管理者は「一実践者として自分自身も学ぶもの」と認識し、専門職としての振り返りも行っている。専門家に求められる省察・リフレクション[23]が管理者自身とスタッフへの具体的な関わりの中で行われている事柄である。管理者とスタッフが「教える者」と「学ぶ者」という立ち位置ではなく、「大人の学習理論」が生きる"立ち位置"、それは積極的なファシリテーターとしての立ち位置であり[24]、まさしく"近いトライアングルの立ち位置"にいるからこそ生まれた実践知であると言えるのではないだろうか。

　ノールズはまた、組織と教育的環境について次のように述べている[25]。

　「どのような組織も社会的なシステムであり、人々が人間的なニーズを満たし、人間的な目標に参加する際の主要な目的になっている。すなわち人々のニーズを満たし、自分たちの目標を達成させようという目的である。そして、組織がこの目的に対応できなかった場合には、人々はその組織から離れていくであろう。このように組織は、仕事に関する目的のほかに、人間的な目的をも持ち合わせているのである」

　「教育とは全体的な環境であるという見解が深まるにともなって学習環境としての組織の意味を考え直す必要が生まれている」

　このように、組織はその環境自体、教育的な環境であるべきであるし、組織

の目標だけでなく人間的な目標が必要であるという彼の考えは、現代では企業においても認識されていると思われるが[26]、組織の行っていることが他者の直接的支援である訪問看護ステーションにあっては、その性格上、なおさらであると言えよう。

さらにノールズは教育的な環境とはどのようなものかについて、

①パーソナリティの尊重

②方針決定への参加

③表現の自由と情報の利用しやすさ

④目標の決定、活動の計画と実施、評価の各段階での相互責任

の4点を挙げた。

これらから考えると、管理者が行っていた"安心の基地づくり"は、スタッフが「安心して帰還できる場所」「何でも話すことにより自己を振り返って統合し、再出発できる場所」としての場づくりの意味だけでなく、教育的環境としての場づくりとしての意味も大きいと考える。特にノールズが挙げた「③表現の自由と情報の利用しやすさ」に関しては、スタッフが何でも自由に話せる環境づくりはもちろん、管理者の関わりに見る、出し惜しみせず「持っている情報を提供すること」や、「すぐに教えるのではなくスタッフが新たな知識に接近できるような形での情報提供」という関わりが、まさしく教育的環境づくりになっていると言えよう。

訪問看護管理者の関わりと経営的側面の関連性

1 訪問看護制度創設当初に強調された「経営的側面」

1992年に老人訪問看護制度が創設されたとき、初めて「看護師が経営者になる」ことができるようになった。それまでは、開業権があったのは助産師だけであった。当時、開催された管理者への研修は「事業所の経営を維持しなければならない」ということで経営面が強調された。例えば、制度創設当初、財団法人日本訪問看護振興財団(現在は公益財団法人日本訪問看護財団)の管理者研修プログラムは、ほぼ「経営セミナー」で占められていた。

「訪問看護」というサービスを商品とした経営管理は、看護師の経営的自立を促した[27]。小山は訪問看護ステーションのマネジメントに必要な顧客管理、財務管理、マーケティングなどと共に強いリーダーシップの必要性など、いわゆる現代の企業に求められる経営の考え方の訪問看護ステーション管理者版とも言える、看護師に対する新しい概念を提示している[28]。

このような、看護師にとって初めてのことが訪問看護管理者らに困難感を与えたのは想像に難くないが、現在に至っても経営に関する事柄は依然として管理者の困難感の大きな要因となっている。

この経営的な知識や運営の仕方が管理者として習得すべきこととして位置づけられてきた中で、制度開始以来の訪問看護ステーションの開設数や利用者の伸び悩みなどを背景に、管理者機能の充実を目的に管理者のコンピテンシーの調査から得られた管理者研修プログラムが開発された[29]。この中では、経営的な点はもちろんであるが、それに留まらず、「人材育成」「人材管理」「組織運営」などが項目として挙げられているのは先に示したとおりである。

このプロセスからもわかるように、「ただ経営を学べば、訪問看護ステーショ

ンの管理者としてやっていける」という単純なものではなかったことは明らか
だった。実際、2004年には片倉らが「人材を上手に活かし、看護の質の維持
をしつつ経営も黒字にできている熟練管理者に学ぶ必要性」を訴えている[30]。

　このような点を踏まえ、前節で述べた「管理者のミックスモデルの意味と必要
性」について再度、考察したい。

2 「経営、先に在りきではない」立場の熟練管理者たち

　既に指摘したように、その経営がスタッフの訪問、すなわち看護の提供によっ
て成立する訪問看護ステーションでは、経営を安定させるためにはスタッフの
訪問件数の確保に頼らざるを得ない現状がある。

　そこにおいては、スタッフが質の高い看護を「ある一定程度の回数で提供す
る」ことが求められている。スタッフはステーションの看板であり、商品でもある
のだ。

　当然、スタッフが意欲を持ち、可能な限りそのモチベーションを落とさずに
訪問を重ね、質の高い看護を提供してもらわないと、経営上も困難に陥ること
になる。このスタッフのモチベーションに通じる職務満足や職務継続には"やり
がい""達成感"などの「動機付け要因」が大きく影響していることも既に指摘し
た。すなわち、経営を考える上では「経営のノウハウ」だけを知識として得るの
は不十分であり、「いかにスタッフに意欲的に看護を行ってもらえるような状況
をつくるか」という管理者の関わり方、すなわちスタッフの活かし方も同時に学
んでいく必要がある。

　熟練管理者たちにとっても経営の関心は当然高い。抽出された小カテゴリー
〈経営的な視点を持つ〉にもあるような関わりを実際に行っている。また「地域
のリソースとして活かす」関わりも、「訪問看護の認知・宣伝」という経営的要素
も中にはらんでいる関わりともいえる。しかし、熟練管理者に共通して言えるこ
とは「経営、先に在りきではない」ということである。

　基点となる考え方は「地域のニーズに応える――ニーズがある療養者と家族
に対して"近づき寄り添う看護"を可能な限り提供する」であり、これに応えてい

くことで経営が安定してくるという結果が生まれている。経営的に安定し、余裕が出てきた管理者は以下のように話す。

> 「"他のステーションは訪問件数のノルマがあるみたいですけど、うちはいいんですか"って逆に心配されるのよ。でも、あまり"訪問、訪問"って言う必要はないし……」
>
> （参加者2）

　熟練管理者は、皆、自身の実践者としての立ち位置は失っていない。経営やその他の管理業務に専念して、実践者としての意識や立場を放棄する管理者は研究参加者の中にはいなかった。この「管理者が実践者でもあること」が"経営、先に在りき"でない事業所の要素の1つではないだろうか。

3　"近いトライアングルの関係性"の中で実践者が行う経営管理

　小山が指摘するように、訪問看護ステーションはビジネス以外の何ものでもなく、そこには経営という働きがある以上、管理者は無頓着ではいられない[31]。まずは「事業所の経営を安定した軌道に乗せたい」と思うのは当然であろう。しかし、その段階であっても、安定して余裕が出てきた段階であっても、やはり重要なことは「組織の使命」であり、「組織は何をなすべきか」[32]という立ち位置である。

　熟練管理者はまさにドラッカーの言う組織マネジメントの原則に基づき、「この地域における組織の使命」から始まる経営を、自身の実践者としての意識と立ち位置を最大限使って行っているのである。利益追求とも思える企業においても、組織マネジメントの原則が「組織の使命」であるならば、「病気や障害があっても、"この地"で最期まで過ごしたい」と願う"その人"のニーズに、専門職集団として応える訪問看護ステーションという組織が、その使命をないがしろにするわけにはいかない。

　経営と管理に悩む訪問看護管理者たちにとって、本研究の参加者である熟練管理者らの関わりから学ぶ「近いトライアングルの関係性の中で実践者であ

ることを利用した経営管理」が、片倉らの問題提起[33)]に対する1つの答えとなるのではないだろうか。

〈引用文献〉

1)──井部俊子, 中西睦子：看護管理学習テキスト1・看護管理概説 21世紀の看護サービスを創る, 日本看護協会出版会, p.74-91, 2004.

2)──中村順子：訪問看護ステーション管理者による新人訪問看護師への関わり─安心して訪問を任せられるようになるまで─, 日本看護管理学会誌, 13（1）, p.5-13, 2009.

3)──桐村晋次：人材育成の進め方, 日経文庫, p.10-17, 2005.

4)──前掲書1）.

5)──Katz.R.L：Skills of Effective Administrator, Herved Business Review.January-Feburuary, p.33-42, 1982. ／スキルアプローチによる優秀な管理者への道, ダイヤモンド・ハーバード・ビジネス・ライブラリー, May-June, p.75-89, 1982.

6)──赤沼智子, 本田彰子, 正野逸子他：訪問看護ステーション管理者の訪問看護師への学習支援に対する考えと実際, 千葉大学看護学部紀要, 26, p.45-49, 2004.

7)──山崎摩耶ほか：社団法人全国訪問看護事業協会, 平成17・18年度全国訪問看護事業協会研究事業 訪問看護ステーション管理者養成プログラムの開発報告書, 2006.

8)──Benner.P&Hooper-Kyriakidis.PL&Stannard.D：Clinical Wisdom and Interventions in Critical Care, WB Sunders Company, 1995. 井上智子, 牛久保美津子, 阿部恭子, 北村直子, 佐々木吉子, 斎藤やよい, 田口智恵美ら訳：看護ケアの臨床知 行動しつつ考えること, 医学書院, 2005.

9)──武田彩子, 岡本有子, 葛西好美, 杉原幸子, 内田明子, 馬場陽子, 山本則子：訪問看護ステーション管理者の離職意向に関連する要因, 日本在宅ケア学会誌, 13（1）, p.38-45, 2009.

10)──前掲書2）.

11)──前掲書2）.

12)──Benner.P：From Novice to Expert:Execellence and Power in Clinical Nursing Practice, Commemorative edition, Pearson Education,Inc, 2001. 井部俊子, 井村真澄, 上泉和子, 新妻浩三訳：ベナー看護論新訳版─初心者から達人へ, 医学書院, 2005.

13)──中村順子：訪問看護ステーション管理者による, 新人訪問看護師に"安心して訪問を任せられるようになるまで"の関わり, 2007年度聖路加看護大学大学院修士論文, p.81, 2008.

14）　草葉美千子：どんな条件があれば就業を継続できるのか？　実態調査「訪問看護師の定着化を図るための要因」から，訪問看護と介護，14（12），p.998-1002, 2009.

15）　Herzberg .F：Work and the Nature of Man, 北野利信訳，仕事と人間性 動機付け―衛生理論の新展開―, 東洋経済新報社, p.83-145, 1966.

16）　中野康子：訪問看護師の勤務継続と職務満足との関係，兵庫県立大学看護学部地域ケア開発研究所紀要, 15, p.43-59, 2008.

17）　Maslow.AH.：Motivation and Personality 2ndHarper & Row .Publishers,inc, 1954. 小口忠彦訳, 人間性の心理学, 産業能率大学出版部, p.40, 60, 221, 1987.

18）　Mayeroff.M：On Caring, Hrper&Row Publishers Inc,1971. 田村真, 向野宣之訳：ケアの本質 生きることの意味, ゆみる出版, p.17, 67-91, 183, 1991.

19）　Swanson.KM.：EMPIRICAL DEVELOPMENT OF A MIDDLE RANGE THEORY OF CARING, NURSING RESEARCH,40(3),p.161-166,1991. 小林康江, 片田範子訳：ケアリングの中範囲理論の経験的な発展, 看護研究, 28（4）, p.301-311, 1995.

20）　Knowles.MS.：The Modern Practice of Adult Education:From Pedagogy to Andragogy, Pearson Education Inc,New Jersy, 1980. 堀薫夫, 三輪建二訳：再版・成人教育の現代的実践 ペダゴジーからアンドラゴジーへ, 鳳書房, p.33-40, 2008.

21）　Cranton.P.：WORKING WITH ADULT LEARNERS, WALL&EMERSON,CANADA, 1992. 入江直子, 豊田千代子, 三輪建二訳：鳳書房, p.19-21, 2005.

22）　前掲書2）.

23）　Shon.DA：The Reflective Practioner Basic Books,United States, 1983. 佐藤学, 秋田喜代美訳：専門家の知恵 反省的実践家は行為しながら考える, ゆみる出版, p.131-171, 2001.

24）　前掲書21）, p.104.

25）　前掲書20）, p.71-74.

26）　野中郁次郎, 東京電力技術開発研究所ヒューマンファクターグループ：組織は人なり, ナカニシヤ出版, 2009.

27）　嶋崎佐智子, 内田恵美子, 佐藤美穂子, 杉尾信博, 福地正也, 柳洋, 久保田秀一：訪問看護ステーション開設・運営・評価マニュアル第2版, 日本看護協会出版会, p.3, 1995.

28）　小山秀夫：訪問看護ステーションのマネジメントA TO Z, 医学書院, 2004.

29）　前掲書7）.

30）　片倉直子, 佐藤譲, 佐藤美穂子：訪問看護ステーション管理者が語る「賃金・報酬」「福利厚生」「経営者・管理者のありかた」日本訪問看護振興財団によるグループインタビューから（その1）, コミュニティケア, 6（1）, p.53-55, 2004.

31）　前掲書28）.

32）　Drucker.PF：MANAGEMENT:TASKS,RESPONSIBILITIES,PRACTICES, TUTTLE-MORI AGENCY,INC,1973. 上田惇生訳：マネジメント 基本と原則, ダイヤモンド社, p.9-11, 2001.

33）　前掲書30）

VII

管理者の実践知としての "訪問看護の在りよう"

Ⅵ章では本研究の目的であった「管理者としての関わり」に焦点を当てて考察した。本章では、分析のプロセスの中に否応なく浮かび上がり、研究結果としても抽出された「訪問看護師として育つということ」「管理者が考える訪問看護」「訪問看護師に求められるもの」について、すなわち「訪問看護とは」「訪問看護師とは何か」という"訪問看護の在りよう"に焦点を当てて考察する。それによって中核カテゴリーとした「看護師の持つ"よきもの"を呼び醒ます」の意味について考えてみたい。

「訪問看護師が育つ──キャリア発達」の促進因子

1 「訪問看護を知る」ことはキャリア発達の1つの要因

　本章では、訪問看護管理者が考える望ましい看護、すなわち"近づき寄り添う看護"ができるスタッフとして"育つ"ことに影響する要因について、臨床看護師の「キャリア発達」に関する諸研究と比較考察する。

　本研究はキャリア発達に焦点を当てた研究ではなく、スタッフである看護師がどのように認識しているかというところでの比較はできない。また人材育成の概念から近いのはむしろ「キャリア開発」であるが、キャリア開発に関して"関わり"の部分で言及している文献が少ないことや、管理者もまた1人の看護師として訪問看護で期待するスタッフ像を踏まえた関わりを行っていたことから、「キャリア発達」という視点から考察を試みようとするものである。

　臨床看護師のキャリア発達の構造を明らかにしたグレッグらによると、キャリア発達のコア・基礎となるものは「自己実現の手段としての看護師という認識」であった[1]。看護師であることで人間的に成長する、自分らしく生きることや自己の可能性を伸ばすことが可能になる──そのように臨床看護師は、看護師という職業を捉えているという。また、看護管理者のライフコースからキャリア発達を明らかにした草刈は、キャリアを「生涯を通しての自己実現過程」と定義している[2]。

　これらは訪問看護師にも共通するものであると考える。研究結果で明らかになった「管理者がスタッフに何を期待して関わっているのか」という視点のみならず、「管理者自身が何に価値を見いだしているか」という点においても、看護師としてだけではなく、「人としての味わいが得られる」「人として育つ」ところが大きく、訪問看護の仲間に入り、訪問看護を知るということは、キャリア発達

の1つの要因になっている。

2 重要な「管理者の関わり」や「職場の雰囲気」

　水野，三上は、臨床看護師のキャリア発達過程の中で「専門・関心領域の模索」を第Ⅲ期とし、この時期の短縮化が看護師のキャリア発達過程の推進になるとした[3]。訪問看護という専門領域に入ってくることを決定したことは、看護師にとってのキャリア発達への入り口であり、看護師の自己実現への支援を行う管理者の関わりは、キャリア発達の大きな要因と言えるのではないだろうか。

　さらにキャリア発達過程に対する影響因子として、水野らは6因子を抽出しているが、中でも「患者・家族との関わり」「上司・同僚の影響」が訪問看護では特に大きいことは、本研究の結果からも明らかである。

　しかし、訪問看護師のストレスに関する研究を行った小林，乗越によると、ストレスの大きさは病院のスタッフ同様であり、ストレスマネジメントとして「何でも話し合えるよい人間関係」が必要であるという[4]。小さな職場であるがゆえに、訪問看護を行っていることが看護師であるスタッフのキャリア発達によい影響をもたらすかどうかは、管理者の関わりや職場の雰囲気にもかかっている。

　日々の訪問ノルマに明け暮れ、不全感を持ちながら言いたいことも言えないようなステーションであれば、離職に向かわせてしまう可能性も大きいであろう。スタッフのキャリア発達の視点からも、管理者にはぜひ熟練管理者の技を学んでほしいものである。

管理者が経験上捉えている
"訪問看護の在りよう"

　ここでは本研究において明らかになった、管理者が考える訪問看護を構成する2つの概念を以下で考察する。

1　療養者・家族に寄り添いながら果たす 医療専門職としての役割

■■■■■ 1　望まれてはいない「医学モデルの中での"看護"の展開」

　猪飼は「20世紀は病院の世紀であった」と言う[5]。猪飼によると20世紀は治療医学が主体であり、この一世紀で医療の進歩は目覚しいものがあったが、医療の提供の場は医療施設だけであり、患者は病院で治ってから家に帰ることに何の疑問も持たなかった。医療提供は「医学モデル」であり、医療システムは専門化され、専門医によるセカンダリケアが発達した。そして、20世紀後半からは高齢化社会の到来、慢性疾患など"治らない疾病"の増加により、「疾病と共によく生きる」ことへの希求など健康概念の転換が起きてきた。その結果、医療においても「生活モデル」への切り替えが求められるようになり、21世紀では「包括ケアシステム」への再編が必要であるというのである。

　「看護」ではどうであろうか。ナイティンゲール以降の近代看護も「看護を科学的に」提供すべく、多くの理論が生まれた。「病院の世紀」と足並みを揃えるかのように、専門性の高い看護を提供すべく日本においても認定看護師、専門看護師が生まれている。

　その一方で、アメリカにおける高度な医療提供の中で看護ケアが低く見なされたことから起こったケアへの回帰[6]、ケアリング理論家と呼ばれる理論家の台頭などは、看護が「病院の世紀」の中にあっても見失ってはいけないものを常

に問題意識として持っていたといえる。

　熟練管理者が考える訪問看護、"近づき寄り添う看護"の構成因子である「医療専門職としての役割を果たす」には医療専門職であることの強い自覚の促しがある。しかし、他のカテゴリーと総合してこの因子を考えてみると、決して「医学モデルで看護を展開すること」を望んではいない。療養者・家族の生活が継続できるためには、医療職としての役割をきちんと果たす必要があるが、「看護」において、それは適切な判断、適切なケアやチームケアの提供を土台とするものであった。療養者・家族に近づき寄り添い、目の前の療養者が示す症状や訴えなどから"真に必要なこと"が見定められなければ、医療専門職としての看護師の役割は果たせない。

■■■■ 2　医療専門職として"近づき寄り添う看護"を行う

　在宅医療においても医療依存度の高い療養者が増えていることを受け、それらに対する研修が多い。研修自体は非常に有益であるが、医療を生活モデルの視点で展開することがなければ"在宅"の意味はないと考える。熟練管理者たちは「（看護技術や医療処置などの）技術はどうにでもなる」と話すが、その真の意味は「肝心の医療を生活しやすいようになじませる視点がまずは必要で、医療提供（特に医療処置）だけを目的とするような看護は訪問看護ではいらない」ということであろう。

　さらに管理者は病棟から移ってきたばかりのスタッフ看護師に多くみられる「療養者の状態の判断を医師に委ねる姿勢」に対しても苦言を呈する。高度な医療の展開の中で、「病棟においては、看護師が判断を医師に委ね過ぎているのではないか？　特に"治療的な介入が必要"と判断されると、すぐに医師に全てを渡してしまうのではないか？」と問題提起をするのである。医師による治療的介入が必要であると判断しても看護がすべきことはある。療養者の不安な気持ちに寄り添うこと、ときには病院への受診に付き添うことも必要である。これらもまた医療専門職として"近づき寄り添う看護"を行う"訪問看護の在りよう"である。

　訪問看護は地域の必要に押し出される形で細々と行われていたが、20世紀

後半になって医療提供の場が居宅へ拡大されたことにより制度化された。熟練の訪問看護師たちは、療養者・家族が主人公である"生活の場"における看護の展開は「生活モデル」でしかあり得ないことを、訪問看護を行う中で"実践知"として積み重ねてきたのであろう。そのことが、今回の研究において参加者である熟練の訪問看護管理者から得られた結果につながったと思われる。猪飼が指摘する包括ケアや生活モデルの医療は、看護という分野ではあるが、訪問看護が先取りしていたと言えるのだ。

その一方、熟練管理者たちが言う「医療専門職たれ」という思いは、ときに在宅では医療職としての的確な判断やそれに基づく看護の展開よりも、療養者・家族の精神的ケアを優先するスタッフがいたり、医療職として行うケアではなく、介護職と違いのないケアを提供したりすることが起きがちであるという懸念の表れでもある。

2 "オンリーワンの看護"を構成する5つの概念

看護はもともと看護の対象である患者の個別性を認識し、個人の援助を要するニードを明確にすることから始まる[7]。また、看護は対人関係のプロセスであり、看護師と患者間の相互作用によって成り立つ[8]。このように極めて個人的な部分に着目して展開されるのが看護本来の在り方である。

しかし、新人の訪問看護師はこのことにゆらぐ。筆者は、研究でこの理由を「新人看護師には"文化ケア"の認識が浅いためである」と結論付けた。新人の訪問看護師がゆらぐ原因の1つに「療養者の個別性の強さ」がある。しかし、それは訪問看護のおもしろさにつながる要因でもある。

「訪問看護とはどのようなものであるべきか」、そして「訪問看護のおもしろさとは何か」という訪問看護管理者の思いの根幹は、個別性という言葉を超えた"オンリーワンの看護"という言葉に表されている。研究参加者である熟練の管理者が語る「利用者主体」「利用者本位」などもまた"オンリーワンの看護"を表わす。

そこで、本節では、この"オンリーワンの看護"を構成している5つの下位概

念をさらに掘り下げ、管理者の考える“訪問看護とは何か”に迫ってみたい。

■■■■ 1　かけがえのない1人の思い・願い・ニーズを看護の基点とする

　管理者は目の前にいる看護の対象を“世界にただ1人の人”と認識すること
をスタッフに促す。療養者の生活の場に訪問することは、それだけで個別性は
高いわけであるが、もっと対象に迫り、彼らの人生、そこから生まれた価値観、
彼らの最も輝いていたときにまで思いを寄せる[9]。疾患や障害を持ち、診断名
がついている療養者であるから、一般的な看護の原則は念頭に入れながらも、
目の前にいる、かけがえのない1人の人生に迫る。

　このような理解は、河合が言うところの「生きるとは自分の物語をつくること」
という人間理解[10]、さらにそれを受けた柳田の「物語としてのコンテキストで患
者を理解する」につながる。柳田は医療者がエビデンスでのみ目の前の患者を
理解することに警鐘を鳴らし、「目の前の患者にはそれぞれかけがえのない人
生がある。彼らに起きた出来事はエビデンスのみで語ることはできず、物語と
してのコンテキストで理解しようとしたときに、そこには豊かなコミュニケーション
と温かいケアが生まれる」と指摘した[11]。

　生活者というステレオタイプで見ることもせず、まさしく「物語としての対象理
解」が訪問看護には必要であり、そのような理解に立てたとき、対象は単なる
看護の対象を超え、“ひとりの人間”として存在する。看護師もまたひとりの人間
として向かい合うことができるのではないだろうか。

　急性期医療の現場では、看護においてさえ、この物語としての対象理解が
できにくくなっていると感じる。多くの急性期の病院で用いられている看護診断
は、エビデンスに基づいて抽出された診断指標を基にした看護上の課題の特
定であり[12]、看護過程を展開する上では非常に有効であろうが、入院日数の
短縮化とともに効率性を求められている現状では、患者の“物語”にまで思い
を寄せることは難しい。クリニカルパスもしかりである。

　このように患者の個別性に目を向けることが難しくなってきている病棟看護
の経験者が、初めて訪問看護を経験したときに“ゆらぐ”のはむしろ当然といえ
る。しかし、「物語としての対象理解をしながら看護を考えていく」「療養者と共

に看護を創っていく」のは、"看護の原点"に帰ると共に"ひとりの人間"としておもしろいことであると訪問看護管理者は考えている。そして、新人を導き、全ての看護スタッフとも、それを共有しようとしているのではないだろうか。

▨▨▨▨ 2　看護師の都合や価値観をもとに動かない

　"オンリーワンの看護"を実践する上で重要な概念が「看護師の都合や価値観をもとに動かない」である。これは、当然の事柄のように思えるが、「他者に対してケアを提供するとはどのようなことなのか」を、このことを通して考えてみたい。

　訪問看護にあって看護の対象は顧客であり、提供する看護はサービスである。管理者が「看護師の都合や価値観をもとに動かない」ことをスタッフに求めるのは、1つには「顧客である療養者へのサービス提供者としての姿勢」が大切であるからであろう。しかし、たとえ顧客であろうとも「療養者の願うことに全て応えるのがよいサービスか」というとそうではない。彼らの生活が、彼らの願うように継続できるために「看護という専門職として何をすべきか」を判断して看護を提供すべきである。

　しかし、この"看護師の都合・価値観"は、対象である療養者の真のニーズは何かという判断とは違う。強いて言うなら、この"看護師の都合・価値観"は、ケア提供者であり、医療者であることのおごりであると言うのは言い過ぎであろうか。

　管理者の語りにはこのようなものがあった。

『大学病院に行くと"上から目線"の看護師がいます。外で（私たちが）何しとるかわからん、という感じで……。若いナースに偉そうに言われますよ。"病院の看護師のほうが偉いんやで"ってね。でも、そういうナースでも在宅（訪問看護）を知ることで謙虚になる。社会性が出てくると思います。在宅がナースを謙虚にするのは、1人ひとりの生活が見えて、みんな対等やな、というのがわかってくるから』　　　　（参加者7）

　前述したように、病院は「プロの集団が病気を治してくれる場所」であった。

"治す者"と"治される者"の関係性ははっきりしており、患者や家族が「専門家に任せておけばよい」と考えることが普通であったのではないだろうか。本来、生活を支えなければいけない"看護"も日常的な医療の動きの中で"治す"役割だけの片棒を担いでしまえば、「看護ケアとは何をめざすのか」「看護はどこに立ち位置を持つのか」という部分で勘違いをしてしまってきたところもあったのではないだろうか。

　その中にあっても、一貫して「看護はどうあるべきか」「看護とは何か」を希求し続けてきた看護師たちがいることは疑うべくもない[13) 14) 15)]。だが、鷲田が指摘するように、プロであるからこそ相手を受身にしてしまってきたことはあるであろう[16)]。鷲田はさらに

　「（患者は）確かに科学的でミスのないケアを受けられるようになった。しかし、その分大きな負債を抱え込んだ。それは話を聴く力や調停する力や治療する力を失ったということ。さまざまな力を失ってサービスの単なる消費者になってきた。逆に言えばケアのプロフェッショナルはサービスの提供者になった。サービスを供給するものと消費するもの、ケアする人とされる人がそのような関係になってきている」

　と指摘する。プロとしてのサービス提供者であるからこそ奪うこともしてきた、というのが医療の世界であったのかもしれない。

　筆者の研究では、病院から移ってきた新人訪問看護師がゆらいでしまう原因の1つが「利用者中心の看護へのシフトに途惑う」こととわかっている。"患者のための看護"と頭ではわかっていても、プロである自分たちが考えた看護計画を、自分たちのペースで遂行することに慣れきってしまった病院の看護師であった新人訪問看護師は、看護の展開上、当たり前のことである"利用者中心の看護"に戸惑ってしまった。これは非常に示唆的である。先にも述べたように、いかに病院における看護が「効率化とエビデンス」という錦の御旗の下に"患者中心の看護"から離れたところにいるのか、という1つの暗示でもあるからだ。

　この"看護師の都合や価値観"には、先の管理者の発言のようなヒエラルキーの中にある医療者のおごりから発生するものと、プロであるからこそ培われた

"善意の余計なお世話"との2つがあると言えよう。在宅に出て、ひとりの人として療養者と対峙し、彼らの生活や生き様に触れ、彼らが願う生き方にどのように寄り添うのかと真剣に考える中にあっては、一般的な看護計画を押し付けることはもとより、看護師本位の計画や看護では療養者に時に拒絶され、時に良い結果とならない。

　専門職であるという立場と1人の生活者であるという立場を持ちつつ関わる、生活者の目線を常に持ち続ける、そのような経験を繰り返して"実践知"として抱いてきた熟練管理者だからこそ、「看護師の都合や価値観をもとに動かない」という概念が生まれたと言える。

■■■■■ 3　療養者・家族に迫るコミュニケーションができる

　"オンリーワンの看護"の3つめの概念は「療養者・家族に迫るコミュニケーションができる」である。管理者はみな口を揃えて「訪問看護師にはコミュニケーション能力が必要」と語る。ここで概念として「療養者・家族に迫る」という形容をした理由について以下に述べる。

　トラベルビーによれば「看護は対人関係のプロセスであり、コミュニケーションが非常に重要である」という[17]。実際、看護においてコミュニケーション力は基礎的能力であると位置付ける管理者は多い。そして「とりわけ訪問看護ではその力を必要とする」と訪問看護管理者は語る。

　ある管理者は、その理由を「ほんとの問題の根っこは何か、療養者と看護師で掘って掘って、それで見つける」（参加者13）と言う。また別の管理者は「看護師としての力量が少々未熟でも、コミュニケーション力でカバーできる」（参加者7）と話す。

　訪問看護における看護の提供スタイル上、療養者・家族に対して「判断したこと」や「次回の訪問までにしてほしいこと」などをわかりやすく伝えることは必須であるが、本研究の参加者は、その程度のコミュニケーション力を求めているのではない。「看護師として必要なこと」（多くは看護過程の展開上における情報収集）ができる程度のコミュニケーションでは在宅は務まらず、「療養者・家族が願うことは何か」「困難は何か」を考えながら近づいていかなくてはならない。

訪問看護での在宅時間は1時間程度が多く、その間をずっと質問形式の情報収集をしているわけにはいかない。自然な会話を続けながら必要な情報を収集する力や、療養者の周囲に起きているさまざまな事柄を察知する力、気づく力が求められるのである。

秋山は訪問看護におけるこのようなコミュニケーション方法を称して「隣のおばさん的コミュニケーション」と呼んだ[18]。そして、それは「療養者・家族の今までの生きてきた流れの中にある、その人の考えや生活の状況にコミットできる会話」であるという。このような会話は相手に近づき、関心を寄せなければできないことであろう。看護師という役割だけでは難しく、時に“ひとりの人間”として、すなわち看護師も生活者として、そのコミュニケーションに参与していく。

鷲田は河合隼雄との対談で“聴くことの重さ”というテーマで「言葉をほぐす」という表現をしている[19]。哲学者である鷲田が、看護師との対話を続ける中で、当初、お互いの使う言葉の意味が違っていたが、だんだんすり合わせられ、対話がつながってきたことを「言葉がほぐれてきた」と表現しているのである。

互いの専門性や立ち位置によって通じ合えないコミュニケーションをとっていた関係性に対し、このような「言葉をほぐす」関係づくりを行っていくこと、相手を受け止め、相手と対話し、ほぐしていくことも訪問看護には必要なのではないかと考える。

コミュニケーションの方法は言うまでもないが「話す」だけではない。鷲田はまた「待つことができないと、相手の言葉を横取りしてしまう」と言い、「待つこと」「聴くこと」の重要性を看護師対象の講演会で述べている[20]。プロであるからこそ相手を受身にさせ、奪ってしまうものがあることを前述したが、これはコミュニケーションにおいても同様であろう。相手から奪わず、相手と対等な関係の中で専門職としての力を発揮する。そのためにはこちらも生活者として相手に関心を寄せる「隣のおばさん的コミュニケーション」が、すなわち“療養者・家族に迫る”コミュニケーションであり、おざなりではないコミュニケーションなのである。

■■■■ 4　願う生活ができるように看護を使って支援する

　"オンリーワンの看護"の4つめの概念は「願う生活ができるように看護を使っ
て支援する」である。これは「療養者・家族の生活はそれぞれ独自であり、願う
ことは異なるので、それをはっきりと自覚しながら看護する」という"物語として
の対象理解"の必要性と、「看護の目標は"生活の継続"、すなわち"生活モデ
ル"を支えることであり、単に医療行為を行ってくることや、ケアを提供してくる
だけではいけない」という意味を持つ。

　科学的な看護の提供方法として、看護基礎教育においてほとんどの教育機
関において採用されているのは、いわゆる"看護過程"であろう。筆者が看護
教育機関に行った看護過程の調査によると、「在宅看護論」という科目におい
てさえ90％の機関が看護過程を教授していた[21]。看護過程の一連のプロセス
では、"患者の目標＝患者の望ましい姿"をアセスメントによって抽出された看
護上の課題から特定し、それに向けて援助を行っていく。比較的よく見られる
目標は「患者の症状の改善」「ADLの向上」「QOLの向上」などである。

　しかし、在宅看護では単に症状の改善だけを目標にして看護を提供するの
ではない。「症状が改善することによって、療養者はどのような生活をしたいの
か」「この症状があることで療養者のしたい生活のどこが妨げられているのか」
という視点が非常に重要である。つまり、看護目標は「したい、または望まし
い生活の姿」で表現されるべきであろう。

　これは「障害のマイナスの面だけでなくプラスの面を見る」「生きることや健康
を疾病や障害の有無だけでなく生活機能全体でみる」という国際生活機能分
類（ICF）の考え方[22]にほぼ一致している。このような視点で看護を展開しなけ
れば、療養者の望む生活への支援はできない。

　筆者らの調査によると、基礎看護教育においては看護過程を看護理論やモ
デルを用いて行うのがほぼ一般的になっているが、その多くのモデルで"生活
継続の視点"は見当たらない。また、在宅看護論の担当教員は生活の視点・
環境の視点など在宅に特徴的な視点をアセスメント項目に追加して教授してい
る実態が明らかになっているが、同時に困難感も感じており、「日本の在宅看
護における看護モデルがほしい」という意見もあった[23]。

これら基礎教育においてもなかなか教授されないことを、病院の看護しか知らずに在宅の現場に来た看護師がすぐに展開していくことは困難であることは、容易に推測できる。また、既に現場で活動する訪問看護師のためにも、「生活モデルを前提とした在宅の看護モデル」の開発が望まれる。

■■■■5 "当たり前の生活"の延長上にある看取りを支援する

"オンリーワンの看護"の5つめの概念は「"当たり前の生活"の延長上にある看取りを支援する」である。

管理者の中には、自らの訪問看護ステーションの目標を「在宅ターミナルケア・ホスピスケアができるスタッフの育成」とはっきり話す者がいる一方、「ターミナルケアは日常的なケアの延長に過ぎず、特別なケアではない」と述べる者もいた。前者と後者の違いは、前者が在宅ターミナルケアをよく引き受けており、訪問看護のほぼ全期間をターミナルケアの提供で占めることもある特徴を持ったステーションである一方、後者は高齢者に長期間関わってきて、そのままターミナルケアに入るケースが多いステーションという点である。ターミナルケアの引き受け状況によって、捉え方に多少の違いはあるものの、どちらも"当たり前の生活"の延長上として「死」を捉え、ケアを提供することでは一致している。

訪問看護は生活モデルを先取りしたケアを脈々と行ってきた。出会った療養者の生活を支え続ける訪問看護において、最期の生活支援はまさに"看取りの看護"であった。川越は「在宅ターミナルケアは在宅看護の真髄」と言い[24]、新人訪問看護師の育成に在宅ターミナルケアを活用するという熟練管理者もいるほどである[25]。慌しい病院の現場で人の死を見てきた看護師は、訪問看護の"在宅の看取り"で、同じ「死」でもこのように穏やかに、最期まで家族と共にいて、家族に見守られて亡くなる場面を経験し、在宅ターミナルケアに心を惹かれるようになる[26]。熟練管理者も自身の経験、実践の中で自身の死生観と看護観を醸成させてきたに違いない。それが「"当たり前の生活"の延長上にある死」を看護師として支援するということなのである。

しかし"当たり前の生活"とはなんだろうか? その療養者にとってはどのようなもので、それを"看護師として支援する"ときはどうあるべきか……。これらを

熟練の訪問看護管理者であっても、常に悩み、振り返り、確認していたことを、インタビューを通じて筆者は感じた。

ある管理者は次のように語った。

『その方の望むことは"毎日、インスタントコーヒーを入れてほしい"ということだったんです。訪問看護師なら、顔や様子を見れば"今、どのような状態にあるか"はわかります。だから、血圧を測ることもしなかったのですが、"これでいいのか"とずいぶん悩みました。ターミナルケアになってからの私の訪問看護は、コーヒーを入れて、彼としばらく話して、じゃ、また来るね、という日々を最期の日まで続けました』

(参加者12)

このように、かけがえのない1人の物語の最期にどう居合わせるべきか、どのようにして最期のそのときまで、その療養者にとっての当たり前の生活・営みを続けてもらうかということを、療養者・家族に近づき、寄り添いながら看護師として問い続けるのである。

鈴木は「人間は生まれてくるときにも他人の助けや保護が必要である。それと同じように人生の最期を閉じるときも、よりよく生きて終わるためにはエネルギーがいるし、他人の助けが必要なのだと思う」と言った[27]。秋山は「助産師ならぬ助死師も必要」と言う[28]。在宅ターミナルケアでは、「療養者が主役の場」で"医療"が主導することなく、療養者・家族が望むことを看護の中心にすえて行うことが多い。看取りのケアは、まさしく"オンリーワンの看護"の真髄と呼べるのかもしれない。

熟練看護管理者のターミナルケアへの思いは自分自身のケアの実践に留まらない。新人を育てるときはもちろん、管理者の関わりの1つである"地域の存在感あるリソース"として発信する際には自身もリソースとなって"人間らしい看取り"の推進、訪問看護が入ることで"その人らしい看取り"が可能になることを地域社会に発信し続けている[29]。

訪問看護における“2.5人称の看護”の視点

1 　訪問看護の「関係性の再構築機能」

　日本では、核家族が増え、家族の心理的つながりが弱くなってきている。要介護高齢者や幼児・小児への家族による虐待の報道も増えている。このような現代社会において、“近づき寄り添う看護”をめざす訪問看護では、「看護師として、人として喜びを感じる」という現象がみられる。そこに、筆者は“訪問看護の新たな機能”を見いだした。それは「関係性の再構築機能」である。

　虚弱高齢者にとっての健康上の安心は「つながっていること」である。人・情報・場とのつながりが維持・継続されること、新しいつながりが構築されることがあれば、虚弱になってきたとはいえ、高齢者が健康上は安心して生活できる要因となった。それは、訪問看護の対象者のように、何らかの医療や介護の支援が必要になってきた療養者、そしてその家族にとってもは言えることであろう。

　健康管理という安心感だけでなく、まるでかつての家族のように“オンリーワン”であると捉えてくれる者の存在は、新たなつながりでできた擬似家族のような関係性を再構築してくれる。訪問看護には人の心をつなぎ、新たな関係をつくり、最期のときまで共に寄り添うという形で療養者・家族を活かす機能がある。このような形態だからこそ、在宅看護は日本人に受け入れられるのではないかと思えるのである。

　医療専門職である訪問看護師の役割として、この「関係性の再構築機能」があるとすれば、やはり専門職性を活かした形でその機能を用いていくべきであろう。本書では、この機能を今後どのような形で社会で用いていくかまでは触れることはできないが、研究により確認されたこの機能については、今後もさらに検討を重ねる必要があると思われる。

◼◼◼◼ 2 "2.5人称の看護の視点"とは

　ここまで"近づき寄り添う看護"という訪問看護の在りようについて、さまざまな視点から考察したが、このような立ち位置で提供する看護は柳田が言うところの「2.5人称の臨床の視点」に立っていることに他ならない[30]。柳田は、医療職は専門職性の強い3人称の視点とエビデンスを基にした対象の理解の仕方から入るが、もっと対象の物語性、そのコンテキストで理解することが必要と言う。そして、そのためには2人称の視点と3人称の視点を併せ持った"2.5人称の視点"で関わることの意味を訴えてきた。医療職に限らず、彼の言わんとするところは「専門化社会のブラックホール」[31]であり、古いプロ意識の3人称的視点、すなわち「乾いた、温かさと柔らかさのない視点」からの脱却である。

　"看護"はその専門性を追及し続けている。もちろん、専門性の追及そのものは批判されるべきものではない。しかし、最も患者の身近に位置し、最も患者に寄り添うべき看護師が、"3人称の視点"でのみ関わるようになったら、"ケアリング"をその中核概念とした[32]人間科学である看護[33]が乾いた味気のないものになっていきはしないだろうか。

　熟練の管理者がめざす訪問看護の在りようは"近づき寄り添う"という2.5人称の視点で関わる看護であり、医療職の専門性を持ちつつ、オンリーワンである当事者の物語にコミットする看護であった。この看護の在りようは、これから訪問看護をめざすスタッフだけでなく、個別性を見失いがちになる急性期医療の看護においても学ぶ必要があるのではないだろうか。

　"近づき寄り添う看護"は自宅で看護を展開する訪問看護のように、長時間、対象の側にいなければできないというものでは決してない。むしろ、急性期病院にいる患者が強く支援を必要としている状態に"近づき寄り添う看護"が展開されるときこそ大きな意味を持つと考えられるのである。

〈引用文献〉

1）── グレッグ美鈴, 池邊敏子, 池西悦子, 林由美子, 平山朝子：臨床スタッフのキャリア発達の構造, 岐阜県立看護大学紀要, 3（1）, p.1-7, 2003.

2）── 草刈淳子：看護管理者のライフコースとキャリア発達に関する実証的研究, 看護研究, 29（2）, p.123-138, 1996.

3）── 水野暢子, 三上れつ：臨床看護婦のキャリア発達過程に関する研究：日本看護管理学会誌, 4（1）, p.13-22, 2000.

4）── 小林裕美, 乗越千枝：訪問看護のストレスに関する研究─訪問看護に伴う負担感と精神状態（GHQ）および首尾一貫性（SOG）との関連について─, 保健の科学, 48（5）, p.391-397, 2006.

5）── 猪飼周平：海図なき医療政策の終焉, 現代思想, 38（3）, p.98-113, 2010.

6）── Leininger.M：Culture Care Divesity&Universality:A Thoery of Nursing, National League for Nursing, 1992.　稲岡文昭, 石井邦子, サチコクラウス, 筒井真優美, 渡辺久美子訳：レイニンガー看護論 文化ケアの多様性と普遍性, 医学書院, p.6-13, 1995.

7）── Wiedenbach.E：Clinical Nursing A Helping Art, Springer Publishing Company, 1964. 外口玉子, 池田明子訳：臨床看護の本質 患者援助の技術, 現代社, p.13-18, 1969.

8）── Travelbee.J：INTERPERSONAL ASPECTS OF NURSING, FA DAVIS COMPANY, 1966.　長谷川浩, 藤枝知子訳：人間対人間の看護, 医学書院, p.4, 131-139, 1974.

9）── 秋山正子：プロフェッショナル仕事の流儀, NHKテレビ, 2010年3月16日放映.

10）── 河合隼雄, 小川洋子：生きるとは, 自分の物語をつくること, 新潮社, p.43, 2008.

11）── 柳田邦男：メディカルタウンの対話力, 30年後の医療の姿を考える会編, p.90-94, 2009.

12）── Heather.TH, Heath.C, Lunney.M, Stroggiins.L, Vassallo.B：NANDA International Nursing Diagnosis：Definitons and Classfication2009-2011.　中木高夫：NANDA-Ⅰ看護診断提議と分類, 医学書院, 2009.

13）── 川島みどり：ともに考える看護論, 医学書院, p.1-6, 1973.

14）── 鈴木正子：生と死に向き合う看護 自己理解からの出発, 医学書院, 1990.

15）── 近森芙美子：感性の看護論（第2集）, 医学書院, 1992.

16）── 鷲田清一：人が人に関わるとは, 看護, 59（4）, p.31-37, 2007.

17）─前掲書8）．

18）─秋山正子，中村順子，菅佐和子，平原優美：訪問看護師は利用者にどうかかわるか？"隣のおばさん"的コミュニケーションとは，コミュニティケア，13（1），p.62-67，2011.

19）─河合隼雄，鷲田清一：臨床と言葉，TBSブリタニカ，p.68-70，2003.

20）─鷲田清一：看護学と哲学をつなぐもの，看護研究，37（5），p.409-420，2004.

21）─中村順子，木下彩子：全国看護教育機関における在宅看護論の看護過程教育に関する調査研究，日本赤十字秋田看護大学紀要，14号，p.35-41，2009.

22）─上田敏：ICFの理解と活用 人が「生きること」「生きることの困難（障害）」をどうとらえるか，きょうされん，2005.

23）─中村順子：訪問看護ステーション管理者による新人訪問看護師への関わり─安心して訪問を任せられるようになるまで─，日本看護管理学会誌，13（1），p.5-13，2009.

24）─川越博美：在宅ターミナルケアのすすめ，日本看護協会出版会，p.8-14，2002.

25）─中村順子：ゆらぎを超えた先にある訪問看護のおもしろさを伝えたい 管理者が行う新人訪問看護師への関わりを探索して，訪問看護と介護，15（3），p.198-204，2010.

26）─中村順子：ケアの心看護の力，秋田魁新報社，p.19-26，2010.

27）─前掲書14）．

28）─前掲9）．

29）─秋山正子：在宅ケアの不思議な力，医学書院，p.151-164，2010.

30）─柳田邦男：医学の急速な進展と対患関係～「2.5人称の視点」の提言～，医学教育，41，p.4，2010.

31）─柳田邦男：緊急発言 いのちへⅡ，講談社，p.336-341，2001.

32）─Swanson.KM.：EMPIRICAL DEVELOPMENT OF A MIDDLE RANGE THEORY OF CARING，NURSING RESEARCH,40(3),p.161-166,1991.　小林康江，片田範子訳：ケアリングの中範囲理論の経験的な発展，看護研究，28（4），p.301-311，1995.

33）─Watson.J：Nursing:Human Science and Human Care A Theory of Nursing.1988.　稲岡文昭，稲岡光子訳：ワトソン看護論 人間科学とヒューマンケア，医学書院，11，1992.

VIII

訪問看護管理から導かれた看護実践・看護教育への提言

本章では、本研究で導かれた大カテゴリーの中心となる「トライアングルの中にある価値の双方向性の確信により三者が活かし・活かされる」と中核カテゴリー「看護師の持つ“よきもの”を呼び醒ます」を振り返り、それを受けて「看護実践・看護教育への提言」を述べる。

トライアングルの関係の中にある "価値の双方向性の確信" が生み出すもの

1 　訪問看護管理者が創り上げた "新しい管理" の形

　V章で考察した "近いトライアングルの関係性" とは、「管理者」「療養者・家族」「スタッフ」を同一平面、等距離の関係に置いた管理者の関わる際の位置関係であった。

　この位置関係にあるからこそ、管理者はスタッフを活かし、経営的にも成功する管理ができると筆者は結論づけた。それは、参加観察やインタビューによって、「管理者が "近いトライアングルの関係性" の位置関係を意図的に選択している」と考えられたからである。

　しかし、この意図は実践の中の「暗黙知」、すなわち「臨床知」として存在しており[1)]、今まで管理者が特に意識してきたものではない。訪問看護ステーションの運営・管理に関する研修を受けてきた管理者であってさえ、その研修で学んだものは、単に経営責任者として学ぶべき事柄と看護管理者として学ぶべき事柄であった。これらの知識に加えて、訪問看護実践と経営管理実践、さらには看護管理者としての実践の中で、訪問看護管理者は統合して "新しい管理" の形を創り上げたと言える。

2 　管理者が共通して持っている "ある確信" の正体

　この "新しい管理" の形を創る原動力となっているのが "価値の双方向性の確信" である。管理者は自分自身の訪問看護実践から得た "ある確信" を持っ

ている。このことは筆者がデータを収集するために参加観察してインタビューを集録し、また分析をしている間、ずっと実感として迫ってくる事柄であった。そして、「管理者の持つ、このゆるぎなさ・確信はどこから来るのか？　それは一体何か？」という問いが、本研究を通じて一貫して流れていた事柄である。

その"ある確信"は、管理者自身の専門職性に対する自信の表れではなかった（「全くない」とは言えないが、「ほとんどなかった」と言ってよい）。研究に参加してくれた管理者は一様に謙虚で、「（管理者である）自分も現場から学ばなければならない」「自分もまたスタッフや療養者・家族に活かされている」という姿勢を崩さなかったのである。

この「自分も活かされている」という実感と「訪問看護は価値あるもの」「訪問看護はなんておもしろいんだろう」という実感こそが"ある確信"の正体、つまり"価値の双方向性の確信"の根幹である。

このことは「看護という仕事を選んで間違いなかった」や「自分も活かされる素晴らしい看護に出会った」という管理者の喜びとなり、さらには「人として成長できる喜び」につながっていく。専門職としてやりがいのある看護は、療養者・家族にとっての価値があるだけでなく、訪問看護師にとって、さらに管理者である自分自身にとって、スタッフにとって"人間として価値"がある。訪問看護の現場は決して楽なものではなく、24時間対応の携帯電話をほぼ1人で持っているような管理者もいた。しかし、この確信と喜びが筆者には"ゆるぎない姿勢"として映ったのである。

3 自己実現と成長につながる訪問看護の管理

この"確信と喜び"は、臨床を通して得られる"看護の知"ではないだろうか。久保は著書『職業としての看護　ケアをとおして生きるということ』の中で、次のように述べる。

「看護婦も看護婦である前に人間であり、看護を行う"場の中で"生きている存在であるわけです。成長し自己実現する欲求は、病む人も看護婦と共に自分自身で満たしていかなければなりません。場の中で生きるとは、この私のあ

り方ゆえに場が存在し人生を創造していけるということです」[2]

　訪問看護にあって、この“場”は“家・自宅”という療養者・家族のテリトリーである。訪問看護師は、この“場”の中で看護師の職業的な使命として看護を問い続ける中にあって、「“近づき寄り添う看護”を展開することが、この“場”における“私”のあり方であること」に気づく。さらに久保が言うように、私のあり方ゆえの“場”ではなく、療養者・家族のあり方ゆえの“場”であるからこそ、それによってお互いに人生を創造していける、ということになるだろうか。

　管理者が確信するのは“近いトライアングルの関係性”の中で実践者としての意識・立ち位置を崩さず、療養者・家族から学び、スタッフを活かし、訪問看護の仲間としておもしろさを分かち合うことによって、三者が活かし活かされる、すなわち自己実現と成長につながる訪問看護の管理ができる、というものと考えられる。

看護の「創造期」に誘う
「看護師の持つ "よきもの" を
呼び醒ます関わり」

　Ⅵ章・Ⅶ章において、本研究において抽出された概念をもとに考察を行ってきた。ここでは、あらためて中核とした概念「看護師の持つ "よきもの" を呼び醒ます」を確認し、考察の最後としたい。

1　看護師の持つ "よきもの" とは

　熟練訪問看護管理者のスタッフへの関わりは「看護師の持つ "よきもの" を呼び醒ます関わり」であった。その際、呼び醒まされるものは「医療の専門職としての自己効力感、達成感、自分の持つ強み」など、看護師としての専門職性に伴う自尊感情を、第一に挙げることができる。

　さらに、訪問看護ステーションの訪問看護師として「地域の重要な社会資源であることの役割」がある。そして、「人間対人間の関係性の中で得られる人としての充実感」や「成長する自分に対する自己実現欲求の充足感・満足感」なども、呼び醒まされる "よきもの" といえるだろう。

2　管理者が "よきもの" を呼び醒ます意義

　ヘンダーソンは「アニー・グッドリッチがいう看護史における3段階(情緒期／技術期／創造期)を看護師の個人史にも当てはめられる」と言う[3]。

　看護学生や新人の頃には、ある種の同情に動機付けられて人々への援助を志すが、その後、多くの看護師が、看護技術や技能を学んでいくうちに単な

る同情や無器用な身体援助以上のものを人々に提供できるようになる。これが「情緒期」である。

　次の「技術期」は、看護実践が内包するおびただしい数の手順を学ぶころで、看護師は一時的に、第2段階であるこの「技術期」にすっかり夢中になってしまう。ヘンダーソンは「残念なことにナースの中には、時には医師の中にも、以後、決してこの第2段階を抜け出せない者がいるようなのだ」と言う。

　そして第3段階が「創造期」である。ヘンダーソンはここを

　「完全で成熟したナースは患者に同情を寄せ、かつ敏感に反応する能力はもちろん、看護の技術的な力も十分に身につけているだけでなく、自分の情緒的な反応と技術的な対応とを、自分の患者の特殊なニーズや自分の置かれた状況に適した独自のやり方で活用する。これが看護の第3段階であり、明らかに第1段階と第2段階の合わさったものだが、看護の仕事を創造的なものにする漠然とした才能のようなものがそこに加わっている」

　と結論づけている。

　管理者が呼び醒ます"よきもの"は、この看護の「創造期」への誘いであり、創造期に至ることのできるチケットの提供なのかもしれない。加えて「看護の創造期」は「人としての創造期」でもあるのは、研究結果から明らかである。

看護実践・看護教育への提言

本研究で得た結果と考察から、訪問看護管理者、看護実践・看護教育への提言を行う。

1 訪問看護管理者への提言

①管理者自身の認識の変革

熟練訪問看護管理者が行っている"近いトライアングルの立ち位置"に習い、専門職性を活かしながら管理を行うことに積極的な意味づけを持つことを提言したい。「実践者であることで経営を含む管理が困難である」という認識から、「積極的に実践者であることを活かす管理」という認識へのシフトを行うことで、管理者自身も訪問看護を楽しみ、スタッフを活かすだけでなく、管理者自身も活かされる管理が可能になるのではないかと思われる。

②専門職としての自己効力感や自尊感情に働きかける

経験者であるスタッフを活かし、育てるためには、熟練管理者が実践しているスタッフのモチベーションを維持し、伸び伸びと看護ができるような働きかけを行うことを勧めたい。それにより経営的な安定も期待できる。具体的には、監視的、経営優先的な働きかけよりも、まずは訪問看護のおもしろさや地域における組織の使命の分かち合いを行うことで、スタッフ看護師の専門職としての自己効力感や自尊感情に働きかける方が効果的である。

また、訪問看護ステーションが"安心の基地"となることは、スタッフにとって働きやすいだけでなく、教育的環境にもなっていることを認識する必要がある。適切な看護ができるような問題解決的働きかけにおいても、管理者が行う"気づきの促し"を参考にするよう助言したい。

③“近づき寄り添う看護”を実現する

　訪問看護の在り方として“近づき寄り添う看護”を提言したい。2.5人称の立ち位置で展開する看護が、日本の療養者・家族に提供する安心感は大きいと思われるが、この看護により、スタッフもまた人として成長し活かされることが期待できる。成熟した看護、創造期へ至る看護への誘いとしても、この看護の実践をさらに追及していくことを期待したい。

④管理者教育プログラムに熟練管理者の知見を

　管理者教育プログラムに対し、経営のノウハウや管理者としての理論をそれぞれ教授するだけでなく、熟練管理者に学ぶ事柄を内容に盛り込むことを提言したい。

2　看護実践・看護教育への提言

　熟練の管理者がめざす“近づき寄り添う看護”は、専門職としての3人称の立ち位置から、さらに患者に近づき、患者の物語性にコミットする2.5人称の立ち位置の看護である。さらなる専門性が叫ばれる今日の看護において、看護実践を科学の知だけで展開するのではなく、人間科学として求められる心温かい看護の実践、臨床の知から学ぶケアリング実践として再確認し、訪問看護の在りようから学んでいく必要があると思われる。

　一方、看護教育における臨床は病棟のベッドサイドであり、看護過程の展開も病棟に入院している患者に対するものをベースに展開されている。しかし、21世紀は地域包括ケアの世紀であり、その中にあって看護に対する期待は大きい[4]。“看護の原点”とも言える、対象に近づき寄り添うという個別性の高い看護が在宅で展開されているのであるから、入院中の患者が元居た場であり、戻る場でもある在宅を看護基礎教育の初期から看護展開の場として位置づけるべきである。基礎教育の段階で在宅療養者に触れる、訪問看護師に出会うことが、看護をより広く深く捉えていくことに資すると考える。

本研究の限界と今後の課題

　本研究は管理者側から見た「スタッフの活育という関わり」である。関わられる当事者であるスタッフは、それをどのように受け止めているのか、という関わりに関する評価は全く考慮しなかった。

　しかし、「関わり」「働きかけ」が相互作用であることを考えれば、管理者の全体像に迫り、関わりの有用性を明らかにするためには、スタッフ側から得るデータや分析が必要であることは言うまでもない。それが本研究における限界である。

　先行研究と本研究において管理者の関わりの理論は明らかになったので、今後はスタッフ側に対する調査を行い、関わりの有用性に対する検証を行う必要がある。そのプロセスにおいて管理者の関わりの長所・短所、さらに必要な部分が明らかになると思われる。そのときには、訪問看護ステーションの管理モデルは従来の看護管理モデルに経営を追加しただけでのモデルでは不十分であるため、「専門職性を活かしながら管理する」という新しいモデルの開発が必要である。

　将来的な訪問看護ステーションの在り方として、大規模化の方向性が示唆され続けているが、原状ではまだ小規模の訪問看護ステーションも多い。日本で求められる訪問看護の展開と、それを行うステーションのあり方は今後もかなり流動的であるといえる。

　本研究で明らかになった管理者の関わりが、そのまま大規模化に適するのかは更なる検討が必要となる時期がくるであろう。しかし、関わりの意図や内容から鑑みると、現在の管理者が行っていることは、ステーションの中の誰かが引き継ぐ必要があると思われる。時代の必要に対応しつつも管理者の関わりの原点を見失わないような提言を行っていく必要性がある。

本研究では、訪問看護による「関係性の再構築機能」の端緒が示されたが、高齢多死社会・無縁社会において、訪問看護の機能の確認とそれを根拠にした訪問看護事業の推進が今後も求められる。本研究では管理者の関わりの中から訪問看護の在りようを抽出したが、今後は熟練訪問看護師の訪問看護の技から、より具体的に看護の全体像を示す必要がある。

　「生活モデル」の看護過程では、どのような情報が必要で、何を判断し、何を看護の目標とするのか、そして何をもって評価するのか、訪問看護の全体像を明らかにすることで「関係性の再構築機能」の明確化とともに、別な機能も明らかになってきている。更なる研究に期待したい。

〈引用文献〉
1）────中村雄二郎：臨床の知とは何か, 岩波書店, 1992.
2）────久保成子：職業としての看護　ケアをとおして生きるということ, 医学書院, p.190-191, 1995.
3）────Halloran.EJ：A Virginia Henderson Reader Excellence in Nursing, Springer Publishing Company Inc, 1995.　小玉香津子訳：ヴァージニア・ヘンダーソン選集─看護に優れるとは─, 医学書院, p.10, 2007.
4）────猪飼周平：病院の世紀の理論, 有斐閣, p.229, 2010.

Appendix［付記］

ここには本書の元となった博士論文の研究方法に関する概略を収載しました。
博士論文全体の閲覧についてはp.6をご覧ください。

I 研究デザイン

　本研究は「参加観察」と「インタビュー」の内容の分析から、熟練訪問看護管理者がスタッフである看護師を効果的に活用するための関わりを記述し、理論化する「グラウンデッドセオリーアプローチによる因子探索型質的研究」である。グラウンデッドセオリーはシンボリック相互作用論を理論的前提とする研究方法論であるが、シンボリック相互作用論は人間生活と社会的経験についての哲学であると同時に人間生活の研究方法論として非常に適している[1]。管理者の関わりは、対象となるスタッフとの相互作用による現象であるため、この看護現象の理論化にはグラウンデッドセオリーアプローチが最も適していると考える。また、この方法は理論生成を目的とすることが特徴であり[2]、本研究の目的である関わりの理論化にも適しているといえる。

II 研究の具体的な方法

■■■ 1　研究参加者
　研究参加者は以下の条件を満たした訪問看護ステーションの管理者20〜30名程度とする。
①現在、訪問看護ステーションの管理者であること。
②自分自身が訪問看護の経験があること。またその事業所は経営的に安定しており、管理者として評判が高い熟練した管理者であること。
③研究参加に対し文書で同意が得られること。

■■■ 2　研究参加者のリクルートから参加観察・インタビューの開始までの過程
①研究参加者のリクルートは、修士論文作成時に依頼した管理者10名から開始し、その後は抽出されたカテゴリーに基づき理論的サンプリング[3]を行う。
②訪問看護ステーション管理者に電話による協力依頼を行い、承諾が得られたら《研究参加依頼》を送付する。
③研究参加の候補者に、参加観察とインタビューのため訪問したときに再度口頭で研究

の主旨と内容について説明し、同意が得られたら《研究の説明および同意書》に参加者が署名した上で参加観察とインタビューを開始する。研究参加者が研究参加への同意を撤回する場合、研究参加の中止を文書で研究者に知らせることを説明し、《研究参加の中止のお知らせ》を渡す。《フェイスシート》は事前に記入しておいてもらい、その場で研究者が目を通し、訂正が必要な箇所は訂正してもらう。

■■■■ 3　用語の定義

1▧熟練した訪問看護ステーション管理者

スタッフまたは法人の上司から「よくスタッフを育てている、活用している」という推薦がある管理者とし、管理者としての経験年数は問わない。

2▧人材活用

スタッフを組織の「人材」とみなし、人材そのものが活かされるような働きかけのこと。人材のためだけでなく組織の目標達成のために効果的に働きかけること。人材の持っている能力や特性を活かす働きかけとともに人材育成、すなわち能力開発や能力の充足・強化も含まれる、とする。

3▧関わり

組織の目標を達成するために、管理者がスタッフやスタッフを活かすために取り巻く他者に対して行う働きかけのすべて。「管理者―スタッフ」「スタッフ―スタッフ」間の相互作用に基づき、意味とその解釈のもとに管理者が行う行為であり行為を導く意図、思い、考え、企てなども含む。

■■■■ 4　データ収集期間

2009年7月～2010年9月ごろまで。

■■■■ 5　データ収集方法（手順）

①データ収集は参加観察と半構成的インタビューにより行う。

②本研究に先立ち、インタビューの洗練と観察技術訓練のため予備研究を行う。

③参加観察は以下の視点を抽出して行う。❶管理者がスタッフなどに直接的に働きかけている場面（管理者が自ら話しかけること、相手の行動・問いかけなどに対する反応やその際の身振りや動作、表情など、電話を通じて行う場面も含む）／❷管理者が事業所内カンファレンスなどの際に間接的・直接的に話しかける、問いかける場面／❸管

理者が主治医や連携関係者（ケアマネジャーなど）に対してスタッフに関連する内容で問い合わせまたは相談などをしている場面／❹管理者が訪問時に療養者・家族に対してスタッフに関連する内容で話しかける場面／❺管理者がスタッフなどに同行訪問して話しかける、見守るなどを行っている場面の内容や表情、身振りや動作　など

以上の内容で、「管理者がスタッフを活かしたり育てたりするため他者に働きかけている」と研究者が判断した場面を抽出して、参加観察後に管理者に対してその働きかけの意図、ねらいなどをインタビューする。

④観察した事柄はメモをする。

⑤インタビュー所要時間は30分〜45分程度とする。

⑥インタビューの内容は協力者の許可を得てメモとICレコーダーに録音する。

⑦インタビューの際感じたこと、考えたことはフィールドノートに記録する。

⑧理論的飽和に至ったと判断するまで、データ収集を繰り返す。

■■■■ 6　データ収集方法

本研究はグラウンデッドセオリーアプローチの手法にのっとって継続比較分析[4)]を行う。

1■分析テーマ

①人材を活かす管理者のスタッフへの関わり（具体的行為）は何か。その際の意図、導いた思い、狙いは何か。

②組織の目標を達成するため人材をどのように活かしているか。そのために何を考え、何を行っているか。特に管理者が大切に思っていることは何か。

2■分析方法

①参加観察記録から管理者がスタッフに意図的に関わっていると研究者が感じた場面を抽出する。また直接的に関わる場面だけでなく、他の職種や利用者家族に対する働きかけの場面も抽出する。

②参加観察後、インタビューにおいてその場面を想起させ、なぜそのように関わったのか、何を思っていたか、意図していたことはあるかを中心に話を聞く。

③録音内容を逐語に起こし、十分に読み込んで語り手の話していることを把握する。

④コーディング[5)]

❶管理者のスタッフへの具体的行為・意図・思い、などについて意味のある文節または段落を取り出し、この部分を適切に表現とすると思われる簡潔な名前（ラベル）をつける

❷❶の意味内容の類似性、相違点を、データの中や他の協力者のデータと比較しなが

ら分類しカテゴリーを作成、各カテゴリーに名前をつける

❸スタッフを活用している関わりの因子の抽出を目的にカテゴリーの抽象度を上げながら、生成分解を繰り返す

❹生成されてきたカテゴリーを基に、概念抽出を目的として軸足コーディング、選択コーディングを行う

⑤最終的に抽出されたカテゴリー（概念）の内容と観察された項目、語られた内容を基にカテゴリー同士の関連性を検討する。

⑥参加観察やインタビューの際感じたことや考えたことを記録したフィールドノートも参考にする。

⑦抽出された関わりの構造からストーリーラインを作成する。

▰▰▰ 7　研究の真実性の確保

①Guba&Lincorn[6]の真実性の確保のための方法にのっとり、真実性の確保を行う。その中における「専門家審議」[7]は、グランデッドセオリーに精通した質的研究者のスーパーバイズを受ける。

②予備研究を実施する。

③データ収集における配慮。参加観察の際は、参加者のありのままを聞くように努める。基本的にインタビューは2回行い、不明な点は明らかにするよう努める。

Ⅲ　倫理的配慮

　訪問看護ステーション管理者へのインタビューの際、スタッフや訪問看護サービス利用者、その家族、医師などの関係者の個人情報が含まれる可能性がある。そのためスタッフやサービス利用者、その家族の双方の個人情報の保護に留意しながら研究を遂行する。

①訪問看護ステーションに電話をし、管理者に研究を依頼する。研究協力が得られた場合「研究への参加のお願い」を送付し、訪問日（参加観察とインタビュー）とインタビューの場所を相談する。

②研究協力の依頼者に参加を依頼する際には研究の説明および同意書の文章と口頭によって、研究目的、内容、時間、回数、参加の任意性、匿名性、秘密保持、結果公表などを具体的に説明し承諾を得る。研究協力の依頼はスタッフにも同様に行う。

③承諾が得られたら、研究の説明および同意書に研究参加者と研究者が署名する。同意書は研究参加者と研究者用の2部作成し、それぞれが保管する。

④研究への参加は、自由意志で決定できること、参加しない場合でも不利益はないことを保障する。一度参加を承諾し同意書に署名した後でも、途中で協力を撤回できること、参加観察やインタビューを中断、中止できること、それによる不利益はないことを保障する。

⑤研究参加者が研究参加の同意を撤回する場合には、研究参加の中止を文書で研究者に知らせるように説明し、研究参加中止のお知らせを渡す。

⑥参加観察は訪問看護ステーション、または同意が得られたらスタッフと管理者の訪問に同行し利用者宅で行い、インタビューは参加者が指定した場所で行う。

⑦インタビューは研究参加者の希望する場所で行うが、個人情報の漏洩がないよう周囲の状況についても配慮する。

⑧インタビューに応じても録音を拒否できることを保障する。

⑨参加観察やインタビューのデータはすべて匿名性を保持するように記号に置き換えて管理し、研究の目的以外には使用しない。

⑩インタビュー内容が記録されたICレコーダーやメモは遅くても2011年3月末を持って消去・破棄する。

⑪参加観察やインタビューは、研究参加者やスタッフの実践を批判したり、評価したりするものではないことを十分に説明する。

⑫研究参加者に、研究結果を学会や学術雑誌において公表する可能性があることを伝え、その場合も匿名性は保持されることを説明する。

本研究は青森県立保健大学研究倫理委員会の承認を得て行った(承認番号09013)。

〈引用文献〉
1)―― Chenitz.WC, Swanson.JM：樋口康子・稲岡文昭訳, グラウンデッド・セオリー 看護の質的研究のために, 医学書院, p.3,1992.
2)―― Holloway.I, Wheeler.S：Quolitative Research for Nursing, Blackwell Science Ltd, 1996. 野口美和子監訳：ナースのための質的研究, 医学書院, p.104, 2000.
3)―― Straus.A, Corbin.J：BASICS OF QUOLITATIVE RESEARCH TECHNIQUES AND PROCEDURES FOR DEVELOPING GROUNDEDTHEORY, 1998. 操華子, 森岡崇訳：質的研究の基礎 グラウンデッド・セオリー開発の技法と手順, 医学書院, 2004.
4)―― 前掲書1), p.9
5)―― 前掲書3)
6)―― Guba.EG, Lincoln.YS：Effective Evaluation, Joseey-Bass, p.289-331,1981.
7)―― 前掲書2), p.171-178

あとがきにかえて

　2022年の今、訪問看護ステーション事情は、私が研究論文を書き上げた2011年に比べ飛躍的に変化しています。全国のステーション数はおよそ3倍近くになり、常勤の訪問看護師も増えました。大規模ステーションも多くなり、特に2012年の診療報酬・介護報酬の同時改定以降はステーション経営が成り立つような報酬体系になったことで、経営的にも潤沢なステーションも多くなった印象があります。

　しかし、ちょっとがっかりするようなエピソードも聞こえてきます。私の知人が、がん末期の夫を在宅で看取ることを決意し、近くの訪問看護ステーションに依頼しました。いよいよ夫の呼吸が変化してきたのを感じ取り、訪問看護師に電話をすると、答えは「今、私たちが行ってもできることはありません。呼吸が止まったら呼んでください」だったそうです。知人はその対応に大変失望し、「あの時、看護師を呼んだ自分が悪いのか」とずっと考えていたといいます。このエピソードは「看護とは何か、看護師は看護を何だと思っているのか」という根源的な問いを喚起するように思います。

　地域包括ケアシステムの時代に、“医療”でありながら“生活を支えること”を本務とする“看護”は、その活躍を大変期待されていいます。地域住民が最期まで暮らしたいところで暮らすことを支える訪問看護の役割の重要性は言うまでもありません。先の訪問看護師の対応の間違いと、どう考え、どう対応すればよかったのかは、本書を読んでいただいた方には伝わったのではないでしょうか。

　今こそ、熟練の訪問看護管理者に学びましょう。熟練管理者の考える訪問看護、そして実践する訪問看護ステーション管理、その関わりは必ずや悩める管理者、訪問看護師の道標になってくれると信じて疑いません。

　博士論文を書籍化してくれた日本看護協会出版会と編集を担ってくださった望月正敏さん、また当時研究に参加してくれた多くの熟練管理者の皆さまに心から感謝を申し上げます。

中村　順子

シリーズ 看護の知
既刊書籍のご案内

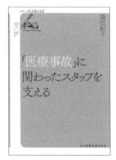

「医療事故」に関わったスタッフを支える 福田紀子

医療事故に関わったスタッフをどう支援するのか、26人の看護師長へのインタビューで明らかにする。 医療事故に関わったスタッフの支援と組織的な対応との橋渡し役となる看護師長は、さまざまな形の葛藤や困難に直面する。本書は26人の師長たちに丁寧なインタビューを重ね、その支援内容やプロセスの詳細を明らかにしている。事故を起こしてしまった当事者のメンタルヘルス対応や、かれらを支える組織体制・支援ツール開発に役立つ事例分析を豊富に収録。

A5判 / 176頁 / 定価（本体2,500円＋税）ISBN978-4-8180-2306-2

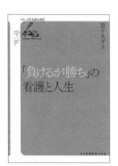

「負けるが勝ち」の看護と人生 宮子あずさ

1人の看護師の生きた時代、人生、そして看護との相互作用を探る！ さまざまな社会的・個人的事情から、女性が自立できる職業である看護職を選んだ。自ら選んだわけではない病に理不尽を感じ、看護師に怒りをぶつける患者。不条理を痛感しながらも看護師は患者との関係を引き受け、責任を負うことを選ぶ。看護も人生も「負けるが勝ち」と誠意を尽くしてがんばることで、挫折は勝利に転換する。サルトル哲学を援用した宮子あずさ流「看護と人生」研究本。

A5判 / 144頁 / 定価（本体2,200円＋税）ISBN978-4-8180-2280-5

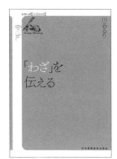

「わざ」を伝える 川名るり

現場で培われた看護の「わざ」は、雑談の場で伝わる!? 臨床の場には、学校で教えられた「看護技術」とは異なる、巧みな「わざ」が存在する。しかしそれは、組織の伝達の場（カンファレンスなど）では、あえて伝えるほどのことではないとみなされている。ならば、そのような「わざ」はどのような場で、どのように他者へ受け渡されるのか。日常の中に埋め込まれた看護の知の発見とその伝達方法を追う、知性と感性あふれた病棟のエスノグラフィ。

A5判 / 128頁 / 定価（本体2,000円＋税）ISBN978-4-8180-2269-0

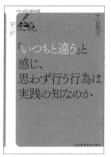

「いつもと違う」と感じ、思わず行う行為は実践の知なのか 大谷則子

日々の臨床の場は、たくさんの小さな看護の知であふれている! 看護師なら患者の様子になんとなく「いつもと違う」と感じると同時に、状況を詳細に精査し判断するまでもなく、最善を目指して思わず行動したことがあるだろう。日々の実践の中に存在する、自分でも気づかないたくさんの小さな「看護の知」をめぐる探究の軌跡。

A5 判 / 168 頁 / 定価（本体 2,400 円＋税）ISBN978-4-8180-2264-5

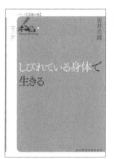

しびれている身体で生きる 坂井志織

難治性のしびれをもつ患者の「生きる経験」に、現象学的な記述で迫る。 中枢神経や末梢神経の障害などによって引き起こされる「しびれ」の症状は、他者からの理解が得にくいことから患者の孤独と苦悩が大きく、ケアする者も対応に難渋する。そんな「病んだ身体」をもつさまざまな当事者とその家族、医療者がそれぞれに抱える困難性に対し「主観／客観」という二項対立を超えることで克服しようとする、現象学的態度の臨床的意義を明らかにする試み。

A5 判 / 264 頁 / 定価（本体 3,000 円＋税）ISBN978-4-8180-2193- 8

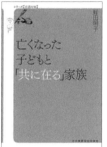

亡くなった子どもと「共に在る」家族 蛭田明子

子どもを亡くした女性と家族を医療者はどのように支援できるのか。 死産や新生児死亡を経験した女性に対して、医療者は積極的にその体験について聞くことをためらいがち。本書はそうした当事者の貴重な語りを通して、センシティブな話題ゆえにこれまで浮き彫りにされてこなかった世界を知り、喪失を体験した女性にかかわる上で求められる有用な示唆を提供する。4人の女性の体験を、フッサールの現象学を援用しながら解釈と考察を重ねた記録。

A5 判 / 176 頁 / 定価（本体 2,400 円＋税）ISBN978-4-8180-2056-6

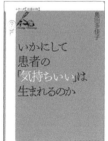

いかにして患者の「気持ちいい」は生まれるのか 島田多佳子

「気持ちいい」体験を現象学的視点から掘り下げる。 患者の「気持ちいい」体験は明確に説明することができない。それゆえ看護師はその体験を漠然と了解し、患者の視点で探求してこなかった。本書では当事者の語りを通し、病いを生きている患者にとって「気持ちいい」とはどのような意味をもつのかについての理解を促し、今後のケアのあり方を考える。

A5 判 / 232 頁 / 定価（本体 2,800 円＋税）ISBN978-4-8180-2062-7

シリーズ〖看護の知〗

スタッフを「活かし・育てる」
訪問看護管理者の関わり

2022年3月25日　第1版第1刷発行　〈検印省略〉

著者 ──────── 中村 順子

発行 ──────── 株式会社 日本看護協会出版会
　　　　　　　〒150-0001　東京都渋谷区神宮前5-8-2
　　　　　　　日本看護協会ビル4階

　　　　　　　〈注文・問合せ／書店窓口〉
　　　　　　　[TEL] 0436-23-3271
　　　　　　　[FAX] 0436-23-3272

　　　　　　　〈編集〉
　　　　　　　[TEL] 03-5319-7171
　　　　　　　https://www.jnapc.co.jp

ブックデザイン ── 鈴木一誌＋吉見友希＋矢島風語
イラスト ────── 二本柳 舞（訪問看護認定看護師）
印刷 ──────── 三報社印刷株式会社

本書に掲載された著作物の複写・複製・転載・翻訳・データベースへの取り込み、および送信（送信可能化権を含む）・上映・譲渡に関する許諾権は、株式会社日本看護協会出版会が保有しています。
本書掲載のURLやQRコードなどのリンク先は、予告なしに変更・削除される場合があります。

JCOPY〈出版者著作権管理機構 委託出版物〉
本書の無断複製は著作権法上での例外を除き禁じられています。複製される場合は、その都度事前に一般社団法人出版者著作権管理機構（電話 03-5244-5088、FAX 03-5244-5089、e-mail: info@jcopy.or.jp）の許諾を得てください。

©2022　Printed in Japan　　　　　　　　　ISBN 978-4-8180-2400-7